産科

母体
急変を
見抜く

エマージェンシー
臨床推論

望月礼子 著
鹿児島大学病院
救命救急センター

橋井康二 監修
ハシイ産婦人科院長

はじめの10分ですべきことは？
"救急脳"をつくる
主訴別二次元鑑別リストカード 付き

MC メディカ出版

推薦の言葉

　産科領域における緊急時の対応では、スピードが求められます。それは、母体と胎児の2つの命を守るからに他なりません。

　母体死亡の原因で最も多いのが、産科危機的出血、次いで脳出血・脳梗塞、心肺虚血型羊水塞栓と続きます。妊産婦の最も身近にいる助産師は、妊産婦をどのように観察しているでしょうか。また、観察した事項はどのように活かされているでしょうか。緊急時に対応できるように、そして瞬時の判断に基づく対応ができるように臨床経験を積み、学びを深めていくことは、大変重要です。

　我が国の母体死亡の状況を改善するべく、日本母体救命システム普及協議会（Japan Council for Implementation of Maternal Emergency Life-Saving System；J-CIMELS）[1] が導入されました。J-CIMELS 受講者は、妊産婦の変化を見逃すことなく、緊急時の臨床推論が求められることを、本コースで学んでいます。

　臨床の経験知を共有するのみならず、主訴から見逃してはならない観察された事項を的確に評価し、診断に至るのが臨床推論です。このような臨床推論を身につけていくには、どのような方法があるでしょうか。やみくもに知識や技術を身につけるのではなく、体系的に学ぶ方法があります。それが、本書で提案されている「レッドフラッグ」、すなわち急変時に確認すべき観察項目です。見逃してはならない症状など、短時間で診断に至るように、思考訓練に活用できるのが、本書です。また、鑑別診断一つずつ覚えるのではなく、緊急度と重症度に対応した二次元鑑別シートを用いることによって、見落としがちな疾患を想起することができるように体系化されています。

　本書の目標は、「急変を見抜く力を身につける」ことです。急変を見抜く力によって、緊急時に臨床推論しながら同時に治療に結び付けることを可能にしてくれます。

　発生数は多くありませんが、ひとたび急変すると対応のスピードが要求される産科領域の緊急時の臨床推論は、一層強化されなければなりません。2015年に導入された、助産実践能力習熟段階（クリニカルラダー）レベルⅢ認証制度によるアドバンス助産師®を目指す助産師、アドバンス助産師®を更新する助産師は、妊産婦の変化を読み取り、医師などに「提案できる助産師」を目指して、臨床推論力が強化されています。

　本書は、J-CIMELS公認講習会ベーシックコーステキスト[2]とセットで活用することをお勧めします。

1）日本母体救命システム普及協議会. https://www.j-cimels.jp/
2）日本母体救命システム普及協議会／京都産婦人科救急診療研究会編著. J-CIMELS公認講習会ベーシックコース
　テキスト：産婦人科必修 母体急変時の初期対応. 第3版. 大阪，メディカ出版，2020.

2020年3月

日本助産実践能力推進協議会　福井トシ子

推薦の言葉

ようこそ、望月ワールドへ！

　望月先生は素敵な先生です。物腰柔らかく、常に笑顔が絶えません。実際に会った人は、こんな素敵な先生が救急の現場において切った張ったの世界で働いているなんて想像できないかもしれません。望月先生は熱いハートを持った先生です。困った人を助けることに全力を尽くします。実際に話したことがある人はその熱いハートに触れて火傷するかもしれません。

　そんな望月先生の頭の中を大公開した「エマージェンシー臨床推論」シリーズ。J-CIMELS ベーシックコースのディレクターとして活躍する経験を踏まえ、産科版がついに出版されました。

　臨床の現場で患者さんを前にした時に、いや患者さんが到着する前から、私たちは鑑別疾患を考えなければなりません。一つの疾患名だけを念頭に置いて、その疾患であると思い込んで診療にあたると必ずどこかで失敗します。主訴や症状、年齢や性別から診療科を横断してたくさんの鑑別診断を挙げ、それを緊急度・重症度別に整理する必要があります。その頭の中を図解してくれているのが、この「エマージェンシー臨床推論」です。

　鑑別診断の中では緊急度・重症度が高い疾患、いわゆるレッドフラッグは必ず考える必要があります。また集まってくる情報〜病歴、検査結果など〜によって優先順位は刻一刻と変わってきます。この本で臨床現場を模擬的に体験し、この緊急度・重症度の図を頭の中に思い描く練習をすれば、必ず臨床での救急力があがるはずです。

　ほとんどの妊産婦は健康にお産を迎えます。しかし中には死に瀕するような超緊急の状態に陥る人もいます。妊産婦ならではの疾患を含んだこの産科版、全ての産科スタッフにお奨めします‼

2020 年 3 月
　　京都府立医科大学 救急医療学／日本母体救命システム普及協議会 理事　**山畑佳篤**

監修の言葉

　分娩は正常な経過をたどっても、どれ一つ同じではありません。同じ妊婦でも出産の都度経過は異なります。そのため分娩機転に習熟するには座学での学習だけでは不十分で、どうしても臨床経験が必要です。ベテランの助産師は各自の臨床経験で積んできたコツや勘を習得しており、これは簡単に真似のできるものではありません。ただし、合併症もない妊婦の正常な分娩経過が一定の割合で急変するのが分娩です。たとえ経験豊富な産婦人科医やベテラン助産師であれ妊産婦に起こりうる急変をすべて経験し、対応に習熟しているわけではないのです。臨床経験が長いほど自分の経験のみで対応し、思わぬ失敗をすることがあります。それを補うために日本母体救命システム普及協議会（J-CIMELS）ではさまざまな母体急変をシミュレーションで学ぶコースを開催しています。

　著者の望月先生は J-CIMELS 創設の初期から実技コースのインストラクターとして活動され、その指導経験から助産師が母体急変の対応時に陥りやすい欠点をよくご存知です。その欠点の一つは子宮や胎児の異常所見には敏感に反応するものの、生殖器以外の臓器が原因の異常所見には対応が後手に回ることです。例えば妊産婦が痙攣を発症した場合、我々はまずは子癇発作を想定しますが、脳圧亢進やてんかん、低血糖発作などはなかなか想定できません。

　この「産科エマージェンシー臨床推論」は日々の臨床で頻度の高い主訴別に、緊急に対応すべき疾患を鑑別するための思考訓練の場を提供しています。この思考訓練は病棟内の母体急変時の対応のみならず、夜間の患者からの緊急連絡の対応にも大いに役立ちます。狭い知識の範囲での思い込みに陥らず、本書に挙げた疾患から緊急度の高いものを選択する能力が身に付くことでしょう。

　離島や僻地では患者からの主訴の内容から緊急度の高い疾患を早急に想定し対応しないと救命率が下がります。望月先生はそのような現場に自ら働き場を求め、活動されています。その経験から得られた貴重な救命のエッセンスがこの本の中に凝集されています。J-CIMELS の実技コース受講後に読むとこの本の内容がさらに深く理解できるのでぜひ読んでいただきたく思っています。

　2020 年 3 月

　医療法人社団ハシイ産婦人科 院長／日本母体救命システム普及協議会 理事　橋井康二

序文

　救急後期研修医時代のある日、「34歳、糖尿病既往のある 40 週妊婦がトイレで倒れている」と産科病棟より院内急変コール。まずは低血糖を除外しようと考えながら駆けつけた。接触時、大柄の妊婦が仰臥位でトイレ近くの床に倒れている。一目でただ事ではないと感じた。頸動脈は触知せず、心肺停止！ 胸骨圧迫を開始した。病院実習中の救急救命士が同行してくれたので、胸骨圧迫は良質で心強かった。バッグバルブマスクで換気を開始し、AED を装着するも除細動の適応はなく、末梢ラインを確保してアドレナリンを投与。低血糖はない。産科医師は上級医と緊迫した電話をし、手術室入室の決定までの時間がとてももどかしく感じた。胸骨圧迫を継続し、土足で手術室へなだれ込む。そして心拍再開！ 緊急帝王切開術前のイソジン®をかけたところで再度心肺停止。胸骨圧迫を再開した。数分もかからず児は娩出、産科処置を継続されながら母体の自己心拍は再開した。しかし残念ながら、母子共に低酸素性脳症で意識回復には至らなかった。その日の救急部のカンファレンスにて、「妊婦の胸骨圧迫時は体を左側に傾けたのか？」という質問があった（正しくは子宮の左方圧排を行うべきであった）。あの時、もっとできたことはあったのではないか？ 同様の場面に出会ったら、どうすべきなのか？

　この症例で初めて、母子同時に命の危機に直面する母体急変の特殊性について実感しました。のちに、シミュレーション教育のスペシャリストであり、恩師の山畑佳篤先生に母体急変コース（現在の日本母体救命システム普及協議会〈J-CIMELS〉公認 J-MELS ベーシックコースの前身のコース）へ誘われ、現在に至っています。各地でこのコースを開催し、産科の先生方と交流するうちに気が付いたことがありました。シナリオ中の同じ場面で、救急医の対応と産婦人科医の対応とが違うのです。例えば、高血圧が進行する妊婦に痙攣が起こるというシナリオでは、救急医はまず低酸素を防ぐために痙攣を止め、直ちに積極的な降圧を開始し、分単位で適正血圧を達成しようとします。一方で産婦人科医は、日常診療で痙攣は子癇発作であることが多いので、子癇発作に対する治療を行うというものです。急変時の行動の違いは、もともと想定する鑑別の違いから来ているようでした。そこで、産婦人科医の頭の中と救急医の頭の中を比較し、母体急変に特化した主訴別の鑑別疾患リストと、急変時の観察項目（レッドフラッグ）をまとめた「産科急変の二次元鑑別リ

スト」を作成しました。

　本書の第1章では、各主訴の二次元鑑別リストについて解説しています。第2章では、産科のバイブルとも言える「母体安全への提言」から症例と重要なポイントを引用しました。本書で2010年度から2018年度（最新版）までの主な提言を学べるようにしました。

　本書は妊産婦に一番寄り添う助産師に向けて、急変の感知と急変時の観察項目を特訓できるように構成してあります。主訴別に、秒単位で集めるべき情報（症状）は何なのか、知っていれば帰宅する患者教育にも活用可能です。本書を産科スタッフの日々の勉強のお供に、そして産婦人科医の先生にはスタッフの教育資料としてもご活用いただければ幸いです。

　最後にJ-MELSベーシックコースでお忙しい中、アンケートにご協力いただいたインストラクターの先生方に感謝申し上げます。また長田佳世先生、新垣達也先生、高橋文成先生、小田切幸平先生、鹿児島県産婦人科医会の有馬直見会長はじめ鹿児島県のインストラクターの先生方にも多くの気付きを頂きました。この場をお借りして深く感謝申し上げます。

　本書を、産婦人科を志しながら病で早世した大分大学同期の藤澤 匡先生へ捧げます。

2020年3月吉日

屋久島にて　**望月礼子**

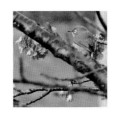

目次

産科
母体急変を見抜く
エマージェンシー
臨床推論

第1章　主訴別に考える母体急変で見逃せない疾患

第2章　産科エマージェンシー臨床推論ケーススタディ

Contents

本書の使い方：
産科救急脳のつくり方

本書で重要な用語の解説

救急脳：急変対応で必要な能力

患者急変の状況で、常に最悪の病態を考えて、予測して行動する能力のことです。
救急医に限らず、全ての医療者があらかじめ最悪の自体を想定する力があれば、救われる
患者が増えるはずです。

臨床推論：診断に至る考え方

臨床推論は、臨床で診断に至る思考過程全てを指します。
臨床推論は、助産実践能力習熟段階（クリニカルラダー）レベルⅢ認証制度でアドバンス
を目指す助産師、アドバンス助産師を更新する助産師の必須研修に位置付けられています。
救急に特化した臨床推論を「エマージェンシー臨床推論」と名付けました。本書はその中
でも、産科のエマージェンシー臨床推論について解説しました。

主訴：患者が訴える症状のうちの、主要なもの

患者の訴えを医学用語に置き換えるのが診断の第一歩です。「息が苦しい、胸が重い感じ
で苦しい」と妊産婦が訴えたとき、主訴を〈呼吸困難〉とするか〈胸痛〉とするかで、そ
の後の鑑別が変わってきます。判断が難しい場合は、両方の主訴から鑑別を考えることも
有効です。

レッドフラッグ：見逃してはいけない疾患を示唆する症状や所見

急変時の観察項目です。この書籍では、主訴ごとにレッドフラッグのリストを提示し、急
変時にまず確認すべきレッドフラッグが何なのか、その理由も解説していきます。急変を

見抜く力を身に付けることを目標にしています。

二次元鑑別シート：**鑑別疾患を記載するシートのこと**

2本線を引くだけで作成できます。「主訴ごとに頭の中に鑑別疾患のリスト（引き出し、脳内地図とも言える）」をつくるため、考案したシート。救急で大切な2つの軸（緊急度・重症度）で分割した4つの枠から成ります。

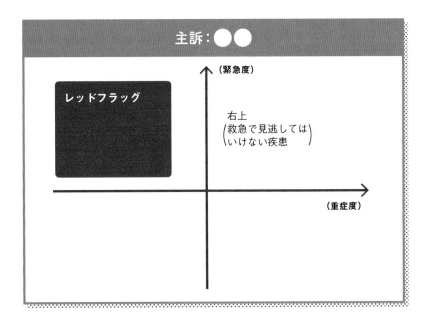

「**右上**」にくる疾患は**緊急度・重症度ともに高い疾患**で、**救急で見逃してはいけない疾患**として視覚化できます。中央の目安は、縦軸の緊急度は「直ちに治療介入が必要」、横軸の重症度は「入院が必要」がおよその目安です。なお、各枠内での上下左右は同じ疾患でも病状により異なるため、位置関係は問いません。疾患群の整理を優先しました。また左上は鑑別疾患が少ないため、そこにレッドフラッグを記載する欄を設けました。

二次元鑑別リスト：**鑑別疾患とレッドフラッグを整理してまとめたもの**

独自に書き込むなどして自分の救急脳づくりに活用してください。付録の主訴別二次元鑑別リストを用いて、スタッフへの教育資料としても活用できると思います。

本書では、以下の2種類の二次元鑑別リストを提示しました。

救急の二次元鑑別リスト（救急医の頭の中）

救急の研修医指導用に作成したリストで、対象は成人で内因性救急搬送の症例を想定しています。詳細は拙著『エマージェンシー臨床推論』（日経 BP 社、2019 年）を参照してください。

産科急変時の二次元鑑別リスト

救急の二次元鑑別リストから、妊産婦に起こりくい疾患を除き、そこに妊産婦で急変した際に考えるべき疾患を加えてまとめました。「産科の急変時」に特化しているので、日や月単位で症状が出現する疾患はリストから除外してあります。

効果的な学習方法

ステップ1：アウトプット（思考の可視化）

まず、主訴別に5分間で二次元鑑別シートに具体的な鑑別疾患とレッドフラッグを記入してみましょう。初めは鑑別が挙がらず落ち込むかもしれませんが、それは「伸びしろがある」ということです！ 鑑別疾患も大事ですが、妊婦に寄り添う助産師の皆さんは、まずはレッドフラッグを想起することを目指しましょう。

ステップ2：誰かと見せ合う（気づきを得る）

2人以上いればステップ1の結果を見せ合いましょう。人の思考を知ることは刺激になるはずです。可能なら、主訴に対してどのような病態生理を考え、鑑別やレッドフラッグを挙げていったか意識して言語化してみましょう。言語化しようとする努力で、さらに思考が深まるというお得な勉強法です。

ステップ3：症例を疑似体験する

産科急変症例は少ないからこそ、疑似体験する場が大切です。本書２章では症例をゆっくり読み進めましょう。症例提示の冒頭を読み、その先は読まずに先ほど記入した自分の二次元鑑別シートを見ながら、確認したい情報を追加で書き込みます。

ステップ4：スパイラルシークエンス

時間を空けて、ステップ１から３を繰り返します。繰り返すほどに、鑑別疾患とレッドフラッグへの理解が深まり、救急脳がつくられていきます。

では、一緒に産科救急脳をつくりましょう！

主訴別に考える母体急変で見逃せない疾患

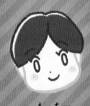

もっちー

もっちー先生、新人助産師つぼみさん、
ベテラン助産師さくらさんと一緒に、
見逃してはならないレッドフラッグを
主訴別に学びましょう！

さくら

つぼみ

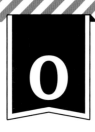

0 産科急変の概要

　救急医の私が産科急変に関する本書を記すにあたり、全面的に参考させていただいたのが日本の産科急変のバイブルとも言える「母体安全への提言」です。周産期医療の安全性を向上させることを目的として2010年に始まった妊産婦死亡報告事業により、全国で起こった妊産婦死亡を日本産婦人科医会へ報告する制度がつくられました。妊産婦死亡症例検討評価委員会では匿名化された症例を検討し、問題点を抽出し、現場へ発信しています。これが「母体安全への提言」です。

　日本の年間妊産婦死亡数は近年、40人前後で推移しています。2010年度からの累計として、「母体安全への提言2018」では390例の解析について傾向が示されています[1]。

もっちー

> ハインリッヒの法則では、「1件の重大事故の背景には、29回の軽傷、300回の傷害のない事故がある」とされています。また、その背景には数千の不安全行動があることも指摘されています[2]。この法則で考えれば、死亡症例の約30倍の急変症例があり、約300倍の何かしらの変化が妊産婦に起こっていると推定されます。年間50例の死亡数で単純試算すると、その陰には、年間1,500例の障害を伴う急変症例、年間15,000例の障害のない急変があるとも言えます。出生数86万人（2019年推計）で計算すると、急変の起こる確率は1.92%（50 ＋ 1,500 ＋ 15,000 ＝ 16,550急変総数/860,000出生数）ですので、100人の妊産婦で2回近く急変がありうるという試算になります。急変早期に感知し適切な処置をすれば、救命や後遺症の低減につながる症例はたくさんあると言えるでしょう。この数字を見れば、急変は身近な問題だと感じますね。
> 以下に「母体安全への提言」から、基本的なデータを示します。

ICD-10による妊産婦死亡の原因

　ICD-10では、妊産婦死亡とは、妊娠から分娩後42日までに死亡した場合と定義されます。390例のうち後発妊産婦死亡（分娩後42日以降1年未満の間の妊産婦死亡）は12例でした。390例の死因の内訳を 表0-1 、 表0-2 に示します。

表0-1 ICD-10 に基づく妊産婦死亡の原因：直接産科的死亡（「母体安全への提言 2018」より）

・子宮外妊娠	2	・分娩裂傷・子宮破裂	12	・不明	5
・重症妊娠高血圧	16	・子宮内反	4	・肺水腫	2
・HELLP 症候群	20	・他産後出血（不明含）	5	・服薬自殺	1
・脳静脈血栓症	1	・産科麻酔	3	・練炭自殺	1
・急性脂肪肝	1	・敗血症（劇症 GAS 含む）	24	・縊頸	9
・癒着胎盤	5	・分娩時合併症	1	・飛び降り	9
・胎盤早期剥離	8	・心肺虚脱型羊水塞栓症	46	・轢死	1
・弛緩出血	7	・肺血栓塞栓症	29	・自殺（詳細不明）	3
・子宮型羊水塞栓症	36	・周産期心筋症	5		計288人

GAS：A 群溶血性レンサ球菌

表0-2 ICD-10 に基づく妊産婦死亡の原因：間接産科的死亡（「母体安全への提言 2018」より）

感染症	肺結核	2	内分泌・栄養・代謝	I型糖尿病	1	呼吸器系	喘息	1
	オウム病	2		アミノ酸代謝異常	1		肺出血	1
	伝染性単核球症	1	神経系	細菌性髄膜炎	2	消化器系	特発性肝破裂	1
悪性新生物	胃癌	5		痙攣（SUDEP）	5		急性膵炎	1
	悪性黒色腫	1	循環器系	急性心筋梗塞	3	皮膚・皮下組織	SLE	2
	肺癌	2		原発性肺高血圧	2			
	子宮頸癌	1		急性心内膜炎	2	損傷・中毒	アナフィラキシー	1
	尿管癌	2		僧帽弁狭窄	1			
	脳腫瘍	1		急性心筋炎	3	加害	殺人	1
	悪性リンパ腫	1		不整脈	3		交通事故	5
	NK リンパ腫	1		くも膜下出血	11			
	骨髄性白血病	1		脳出血	12			
	他血液悪性疾患	1		脳梗塞	1			
新生物・免疫	褐色細胞腫	1		他脳血管障害	1			
	血球貪食症候群	1		大動脈解離	17			
				その他静脈異常	1		計102人	

SUDEP：てんかん患者の突然死、SLE：全身性エリテマトーデス

直接産科的死亡：妊娠・分娩を契機に発症した状態、それに関連した処置などに関連して発症した病態を含める。

間接産科的死亡：妊娠前から存在した病気、妊娠で存在が明らかになった病気、直接産科的死亡に分類されず、妊娠や分娩のイベントが引き金になっていない妊娠中の病気を含める。

妊産婦死亡の疾患一覧を見てみましょう。
直接産科的死亡では、羊水塞栓症（子宮型、心肺虚脱型）が突出しています。間接産科的死亡では、脳卒中（くも膜下出血、脳出血、脳梗塞）はほとんどが出血です。大動脈解離 17 人も多いと分かります。アナフィラキシーは 1 名しかいないのではなく、「アナフィラキシーでもなくなっているのだ………」と思いました。

妊産婦死亡の初発症状の出現場所と出現時期

妊産婦死亡の初発症状の出現場所を見ると、有床診療所24%、施設外35%で、合わせて半数を超えます（**図0-1**）。妊産婦死亡は妊娠中にハイリスクだと認識されていない妊婦にも発生していることが分かります。

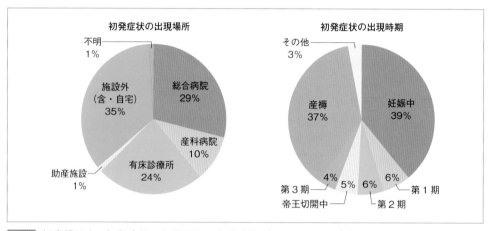

図0-1 妊産婦死亡の初発症状の出現場所・出現時期（2010～2019年）
（「母体安全への提言 2018」より）

 妊産婦個人への教育も大切と言えます。「○○や○○といった症状があれば、すぐ病院に連絡を！」と、具体的な内容を伝えられるといいですね。

妊産婦死亡の発症時期を見ると、妊娠中が39%、分娩中（帝王切開中含む）が21%、胎盤娩出以降の産褥期が37%です（**図0-1**）。

 妊娠中の死亡が39%もあるんですね。また、胎盤娩出後も観察が大事なことが分かります。

妊産婦死亡 390 例における死亡原因

　2010～2019 年に報告され、事例検討を終了した妊産婦死亡 390 例における死亡原因として可能性の高い疾患（単一）は 図0-2 のとおりでした。死亡原因の年次推移は 図0-3 のとおりです。

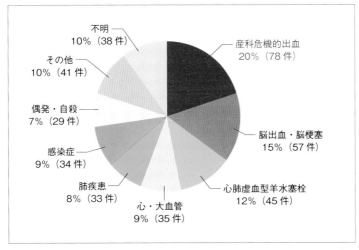

図0-2 妊産婦死亡 390 例における死亡原因（単一）（2010～2019 年、n=390）（「母体安全への提言 2018」より）

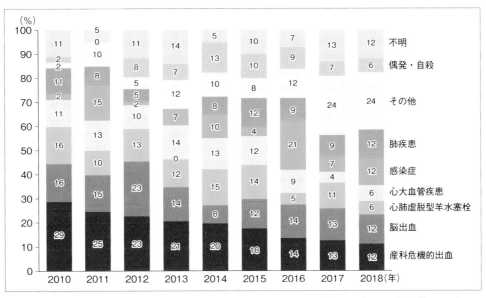

図0-3 妊産婦死亡の原因の年次推移（2010～2018 年、n=387〈2019 年を除く〉）（「母体安全への提言 2018」より）

総死亡数が一番多いのは産科危機的出血ですが、その死亡割合は年々低下してきました。割合として脳出血、感染症は低下していないですね。初期症状を把握して急変させないことが大切です。

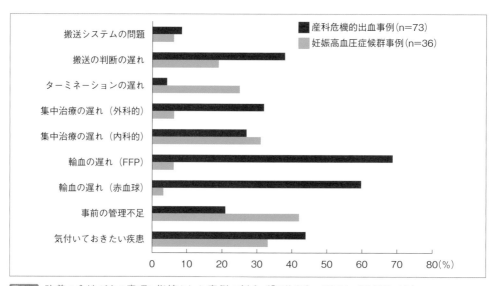

図0-4 改善の余地がある事項と指摘された事例の割合（「母体安全への提言　2018」より）

図0-4は産科危機的出血と妊娠高血圧症候群の事例から、再発防止のために啓発すべきポイント分類と事例の割合を示したものです。

産科危機的出血には、早期転送、そして輸血が大切であることが分かります。妊娠高血圧症候群では、事前の管理と疾患を想定すること、そしてやはり早期転送（集中治療）が大切なことが分かります。

　こうしてデータで産科急変の概要を見ると、やはり大切なのは急変の感知と初期対応だと分かります。日本産婦人科医会は妊産婦死亡のさらなる減少を目指すために、2015年に日本母体救命システム普及協議会（J-CIMELS）を設立し、講習会としてJ-MELSベーシックコースを全国で開催してきました。このコースは産科急変の感知と初期対応・転送の判断基準を学ぶコースです。

　本書では、急変の感知のために、**レッドフラッグ**🚩（急変時の観察項目）を鍛えるこ

とを目指しました。また症例は「母体安全への提言」から引用しましたので、「母体安全への提言」のエッセンスを知る、または復習をするという使い方もできます。

 急変を早期に感知し、悪化させないことを最終目標に掲げて、一緒に産科救急脳をつくりましょう！

妊娠関連の自殺

　年間 40 人前後の妊産婦死亡と合併症をいかに減らすかということで、この 10 年間、さまざまな取り組みが日本産婦人科医会を中心になされてきました。しかし、2018 年の「母体安全への提言」では、年間約 80 人もの妊娠関連の自殺があることが指摘され、今後はデータ収集とともに、妊産婦のメンタルヘルスの向上が重要であると注意喚起されています。本書ではメンタルヘルスについては触れませんが、妊産婦さんの心のレッドフラッグ🏴についても考えねばなりません。

0

産科急変の概要

1 エマージェンシー臨床推論とは？

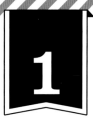

皆さん、こんにちは！ この本の目的は、母体急変時の観察項目（レッドフラッグ🚩）への理解を深めることです。妊産婦が安全に安心して産前産後を過ごせるように、平素から気を付けておくべき観察項目を身に付けられる仕組みになっています。臨床推論については本項の後半で詳しく説明していきますね。

臨床すいろん？

つぼみ

臨床推論っていうのは、臨床での考え方のこと。アドバンス助産師®を目指す助産師やアドバンス助産師®を更新する助産師に必須の力として臨床推論力があるのよ。

さくら

じゃあ、私も勉強したいです！

もっちー先生、私たち助産師は普段から、この陣痛に、この声、匂い、子宮口の感触、お腹の感じは……と五感をフルに使って動いているので、「お産が進むね！」「これは進まない、もう少しかかるね！」ということを瞬時に見分けられます。うまく理論化したり言語化したりはできないけれど、停滞して時間がかかっていたお産も、声や息遣いひとつを聞くだけで「あ、いい声になってきたねー。もう子宮口全開やねー」と、分かるのです。普段の仕事柄、感情や本能的なところに寄り添っています。気付いたこと、感じたことを言語化する習慣が少ないので、論理的に説明することが苦手です。

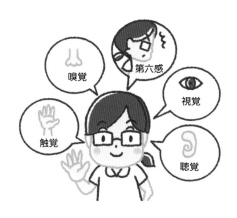

さくらさん、すごい！ 現場の様子が目に浮かびます！ 母体の状態を五感で感じる毎日なんですね！「臨床推論」というと難しいものに感じるかもしれませんが、「診断に至るすべての思考過程」のこと。妊産婦さんの症状や訴えからどう考えていくのかをわかりやすく解説しますので、皆さんの五感あれば、理解しやすいと思います。
早速ですが、症例です。

症例

30 歳、肥満。帝王切開術後 3 日目で、初回歩行時に胸の苦しさを訴えました。

 まず、何を考えますか。

肺塞栓症だと思います！

妊産婦の背景が大事だと、昨日教えたところでした。この症例の場合は、帝王切開術後、3 日目、肥満、初回歩行がキーワードですね。

 そう、それでいいんです。患者背景は大事ですよね！ では次に何を行いますか？
肺塞栓症を鑑別に挙げたなら、まずは患者を安静にして、人を呼ぶのが正解です。続いて、バイタルサインを確認します。血圧、脈拍、呼吸数、SpO_2 を測定しながら大切な症状を確認します。では患者にはまず、何を聞きますか？「突然の発症」と「持続する呼吸困難」が両方あるなら、肺塞栓症の可能性が上がりますね。酸素投与を開始して、医師をすぐに呼びましょう。
しかし、「突然の発症」に加えて「胸痛」「冷汗」があれば、急性心筋梗塞の可能性もあります。この場合は酸素投与を開始して、12 誘導心電図を準備しながら、医師を呼ぶことになります。
どちらも同じことをしているに見えますが、第一発見者のあなたが「胸の苦しさが、胸痛であること」を聞き取れれば、より早く診断・治療に結び付けることができます。単科の施設であれば、迅速な救急搬送に結び付きます。急変時に確認すべきこの観察項目が、レッドフラッグ🚩なのです。レッドフラッグ🚩のイメージがつかめたでしょうか？

危ない情報が、レッドフラッグなんですね。

この症例では、「突然発症」「呼吸困難」「胸痛」「冷汗」がまず確認すべきレッドフラッグということですね。

そのとおりです！ では次に、救急医が臨床の場面でどのように動いているかをお伝えしましょう。

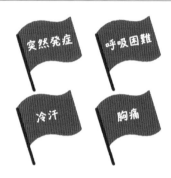

救急医の頭の中は？

　救急医は、救急隊からの連絡を聞きながら秒単位で鑑別疾患を考え、治療方針を考え、受け入れの判断をしていきます。この判断が可能なのは、年齢、性別、主訴、バイタルサインを聞けば、瞬時に鑑別疾患の見当がつくからです。同時に、救急医は常に見逃してはいけない疾患（致死的な疾患、緊急に治療介入が必要な疾患）を想定しています。

　救急医は、看護師からの電話で、年齢、性別、主訴を聞き、救急外来に向かって移動しながら「この患者で最悪のシナリオは？そのときの対処法は？」と考えます。日常生活でも、駅のホームで押し出されて落ちないかと後ろを振り返ったり、街を歩いていても、今大地震が起こったら目の前の巨大クレーンはどの方向に倒れるのだろうと考え、小走りになったりしてしまいます。常に最悪を考えてしまうのは、救急医の職業病なのかもしれません。常に最悪の事態を想定していれば、急変に直面しても「ああ、想定しておいてよかった！」と救われた思いがします。安心のための思考法でもあり、怖がりの人ほど救急の医療者に向いていると言えるのです。

　日々急変対応の場で働く救急医は、短時間で診断に至るように思考が訓練され、救急の臨床推論が自然に身に付いていきます。しかし普段は、自分の思考過程を意識しないことが多く、このような瞬時の思考過程を言語化することは難しいことでもありました。しか

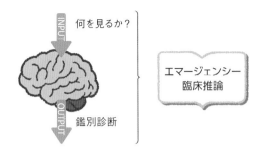

何を見るか？

INPUT

OUTPUT

鑑別診断

エマージェンシー
臨床推論

し、研修医をトレーニングする方法として活用できると考えて、あえて救急の臨床推論を言語化・可視化してみました。それが、私が開発した「エマージェンシー臨床推論」です[3]。ここからいよいよ臨床推論の説明に入っていきます！

主訴ごとに鑑別疾患の引き出しをつくる

まず、臨床推論を行っていく上で欠かせないツールとして、二次元鑑別シート（**図1-1**）があります。これは「頭の中に主訴ごとに鑑別疾患の引き出しをつくる」という目的で作

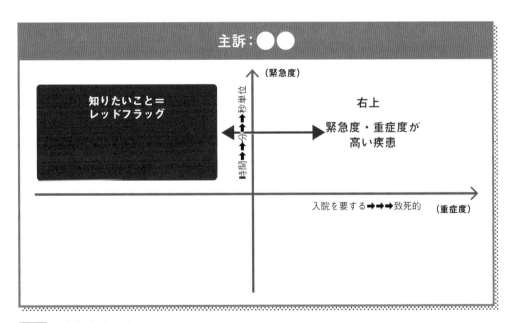

図1-1 二次元鑑別シート

救急で大切な2つの軸（緊急度・重症度）で4分割し、主訴ごとに鑑別疾患を書くシート。中央の目安は、重症度の場合は「入院が必要」、緊急度の場合は「直ちに治療介入が必要」。二次元鑑別シートの「右上」は緊急度・重症度ともに高い疾患、すなわち救急で見逃してはいけない疾患として視覚的に把握できる。各象限内での位置関係は問わないこととする。二次元シートの「左上」にくる疾患はあまりないので、ここにはレッドフラッグ🚩（急変時の観察項目。危険信号、見逃してはいけない疾患を示す症状や所見）を書く。

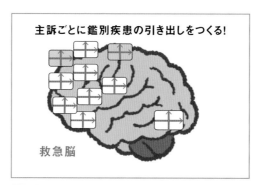

図1-2 鑑別診断の引き出し

ったものです。

　図1-2のように脳内に主訴ごとに複数の引き出しがあれば、目の前の患者の訴え「主訴」に相当する引き出しをまず開けて、その中から該当する**レッドフラッグ**🏴を聞き取ることで、二次元鑑別シートの右上の疾患、つまり緊急度・重症度ともに高い疾患を迅速に見つけることができます。該当する**レッドフラッグ**🏴がなければ、右上の疾患である可能性が下がるので、あとは落ち着いて右上以外の疾患（右下、左下の疾患）について診断すればいいということになります。

　本書「産科エマージェンシー臨床推論」では、産科の急変時における臨床推論のポイントについて、主訴ごとに鑑別疾患と**レッドフラッグ**🏴（観察項目）を可視化して提供していきます。

産科における臨床推論

　救急と産科の臨床推論の違いは、産科では妊娠週数や妊娠経過、分娩・産褥経過により疾患のリスクが異なるということです。現場での違いとしては産科では急変した場合、羊水塞栓症や産科危機的出血など、増悪するスピードが速い病態が多いのも特徴です。また何より、母体と胎児の2人以上の未来あるべき命が、同時に危険にさらされるというのが産科特有です。

　よって産科でも、緊急度・重症度を意識した臨床推論が必要だと言えます。妊産婦に変化があれば、**産科単科施設では高次医療機関への搬送について評価するために、高次医療機関では他科応援の必要性を評価するために、**という意味で臨床推論のあり方は大差ありません。近年、産科スタッフ（助産師、看護師、医師）の受講が増えている日本母体救命システム普及協議会（J-CIMELS）公認 J-MELS ベーシックコースは、シミュレーション

実習により**産科急変時の早期感知**と**初期対応**を徹底して学ぶコースです。このコースでは診断を付けることにこだわらず、その後の増悪を考慮して、**初期対応を行いながら転院搬送を判断するタイミングを学ぶ**ことが重要であると伝えています。急変で見逃してはいけない疾患を知り、その**レッドフラッグ**🏴を確認することが重要です。

　普段から**レッドフラッグ**🏴を意識して観察・評価する習慣を付けておけば、急変の感知に必ず役立ちます。他のスタッフへの報告にも有用です。何より妊産褥婦に一番寄り添っている助産師が、医師が気付いていない**レッドフラッグ**🏴を聞き取り医師に報告するという役割を果たすことができるようになるよう、チームの要としてスキルアップを目指しましょう！[4]

　では次項から、症例を通して**レッドフラッグ**🏴への理解を深めていきましょう！

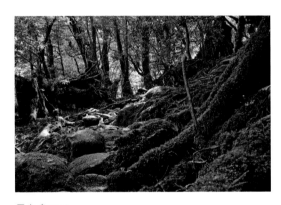

屋久島にて
山で出会うレッドフラッグ🏴は、危ない場所や、迷い込みそうな場所にある「見落とさないで！」という印。

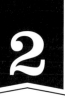

2 主訴〈呼吸困難〉

もっちー

今回から主訴別の鑑別疾患を見ていきましょう! まずは主訴〈呼吸困難〉です。

お産の場面で、妊婦さんが「息がしんどい」と言うことは、よくあります。

さくら

昨日の子宮口2センチ開大の初産婦さんもそうでした! 陣痛で息が上がって、震えながら過換気症候群のようになっていたのですが、さくらさんが一緒に呼吸法をやってくれて次第に落ち着きました。

つぼみ

お産以外で呼吸困難を訴える方に遭遇しないので、ほかの場合をイメージできません。呼吸困難の方は「息が苦しい」と言ってくれますか? 咳き込んで会話ができないのも呼吸困難になるのでしょうか?

「息がしにくい」「なんか苦しい」「胸が重い」とか、人により表現はそれぞれです。「胸が重い」は実は胸痛のこともあるので、「胸の痛みはないんですね?」と確認することも大切です。呼吸困難の程度が重くなると、両肩を上下させて数メートル離れていても苦しそうなのが分かったりします。会話ができないというのは重症のときですね。いきなりこうはならないので、始まりの症状を見逃さないようにしましょう!

産婦人科医の頭の中は?

図2-1 は前項でも紹介した二次元鑑別シートです。図2-2 は妊産婦の主訴〈呼吸困難〉で何を考えるか、産婦人科医の頭の中を示したものです。J-MELS ベーシックコースのインストラクター10 人にお願いして、二次元鑑別シート（図2-1）に各自5分間で記入してもらいました。たくさんの疾患が挙がっていますが、まずはさっと眺めてください。

「右上」にある「緊急度・重症度が高い疾患（見逃してはいけない疾患）」の中で、周産期心筋症や羊水塞栓症（心肺虚脱型）、妊産婦の敗血症[注] などは救急医があまり経験する

注：2016 年の妊産婦死亡の第1位は、劇症型A群溶連菌を中心とする感染症であった（感染症8例、産科危機的出血7例）[1]。

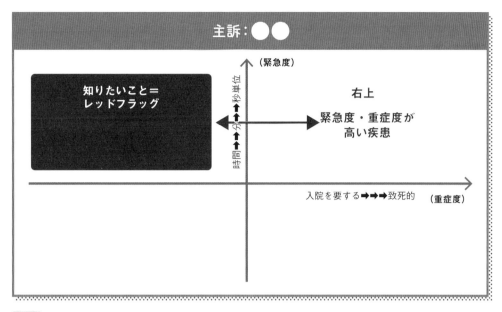

図2-1 二次元鑑別シート

救急で大切な 2 つの軸（緊急度・重症度）で 4 分割し、主訴ごとに鑑別疾患を書くシート。中央の目安は、重症度の場合は「入院が必要」、緊急度の場合は「直ちに治療介入が必要」。二次元鑑別シートの「右上」は緊急度・重症度ともに高い疾患、すなわち救急で見逃してはいけない疾患として視覚的に把握できる。各象限内での位置関係は問わないこととする。二次元シートの「左上」にくる疾患はあまりないので、ここには**レッドフラッグ**🚩（急変時の観察項目。危険信号、見逃してはいけない疾患を示す症状や所見）を書く。

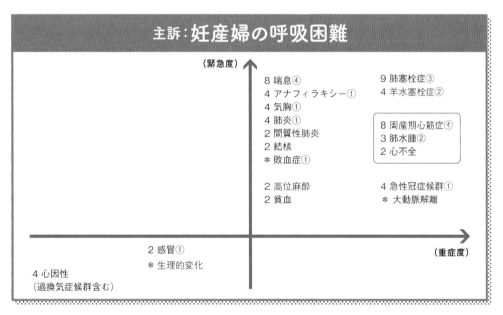

図2-2 主訴〈妊産婦の呼吸困難〉での産婦人科医の頭の中（J-MELS ベーシックコースのインストラクター 10 人の集計）

疾患名の左側の数字は記載した人数（2 人以上が挙げた疾患と注意が必要な疾患 [＊] を記す）、疾患名の右側の数字はその疾患を経験した医師の数を示す（10 人中）。赤字の疾患は、成人の救急搬送症例で救急医が平素想定していない疾患である。

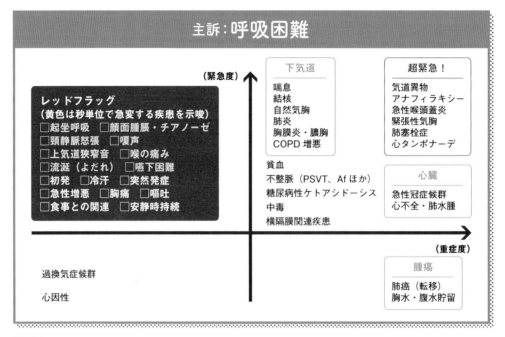

図2-3 主訴〈呼吸困難〉の二次元鑑別リスト（文献３より改変転載）
成人の内因性救急搬送の主訴〈呼吸困難〉で救急医が教育用に考えた鑑別疾患のリスト。外傷や小児患者では特殊な疾患もあるので、「成人の疾病（非外傷）の救急搬送で何を考えるか」という設定で教育用に考えた。

ことのない症例です。この集計結果は、救急医である私にとって産科特有の疾患を知る良い機会となりました。また、疾患名の右側に書いてある症例は経験した医師数ですが、周産期心筋症が産科で比較的よく起こるのだと実感できました。

救急医の頭の中は？

　では、救急医は主訴〈呼吸困難〉に対して、どのような鑑別の引き出しを持っているのでしょうか？ 救急医の頭の中を 図2-3 に示します。

　外傷や小児患者では特殊な疾患もあるので、**「成人の疾病（非外傷）の救急搬送で何を考えるか」という設定**で教育用に考えた鑑別リストです。大切なのは、一つひとつの鑑別疾患を覚えるのではなく、まずは二次元鑑別リスト全体を引き出しに見立てて、それぞれの疾患グループを小引き出しとして意識することです。頭の中を、どう片付けるかという方法の一つだと思ってください。この図は救急用の図なので、細かな疾患名は決して見ないでください！ 右上の象限の中の小引き出しのタイトル（超緊急・心臓・下気道など）と、レッドフラッグ🚩の内容だけ見てください。

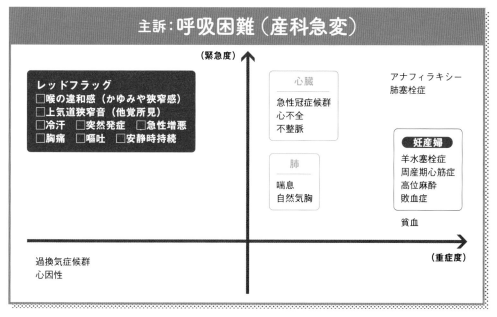

図2-4 産科急変　主訴〈呼吸困難〉の二次元鑑別リスト
成人版の二次元鑑別リストから、若年女性に、時間単位で症状が出現する疾患を厳選し、妊産婦特有の疾患を追加したもの。

　超緊急の疾患は上気道狭窄とショックを起こす可能性がある疾患です。これらは秒単位で急変することもあるため特別にまとめました。**レッドフラッグ**🏴中の黄色の所見は超緊急の疾患を示唆します。急変時の評価項目の中でも特に迅速に評価すべきものです。

　「エマージェンシー臨床推論」では、**レッドフラッグ**🏴は「患者に確認すべき症状や所見」と設定しています。イメージとして大事なのは、患者に近づき、まず見て（姿勢、顔色や腫脹、冷汗の有無）、声を聞いて（嗄声：かすれ声、声門の腫脹）、触って（冷汗）と、五感で情報を集めることです。五感を駆使して妊産婦さんからの身体的・感情的なメッセージを日々受け取っている助産師の皆さんにとって、情報集めは得意なことだと思います。

産科救急での鑑別疾患は？

　図2-4は、産科急変時の主訴〈呼吸困難〉の二次元鑑別リストです。成人版の二次元鑑別リストから、時間単位で症状が出現する疾患を厳選しました。産科急変では今まで安定しているように見えた妊産婦が急変したと想定し、慢性疾患や若い女性に起こりにくい疾患を除きました。そして**図2-2**から妊産婦特有の疾患（羊水塞栓症、周産期心筋症、高位麻酔など）を、産科の小引き出しとして追加しました（**図2-4**のピンクの枠）。

症例で二次元鑑別リストを使ってみよう！

図2-3 は知らない疾患ばかりでつらかったですが、図2-4 なら見やすいです！ でも、現場でどう役に立つんですか？

 では、どのように二次元鑑別リストを使うか、症例[5] で試してみましょう！

症例

30歳の初産婦。既往：糖尿病、アレルギー歴：なし

妊娠37週4日に前期破水で入院。外来での腟内細菌培養でGBS（＋）であったため、ビクシリン®を点滴しました。開始時のバイタルサインは正常でした。ビクシリン®投与開始10分後に、息苦しさの訴えがあり助産師が呼ばれました。さあ、まず何をしますか？

まず状態を把握します。バイタルサインをとり、どんな息苦しさなのか本人に聞いてみます。

その前に、まずこの状況からは抗菌薬によるアナフィラキシーを考えて、点滴を止めないとダメですね。それからバイタルサインをとります。そして、皮膚に発疹があるのかを見たり、どれくらい息苦しいのかなどを本人から聞いていきます。あと、血圧が低ければ細胞外液を全開で点滴します。点滴は根元から変えます。この前、J-MELSベーシックコースで習ってきました。

 さすが、さくらさん！ 状況からアナフィラキシーを考え、まず点滴を止める。これは大事ですね。その次は実際にはバイタルサインをとりながら、本人から話を聞きますよね。そのときの観察項目がレッドフラッグ🚩です。図2-4のレッドフラッグ🚩の欄を見てください。アナフィラキシーで怖いのは上気道の閉塞で、死亡の原因になります。顔面や体幹部の膨疹は一番出やすい症状ですが、これは重症度の指標ではありません。なので、まず観察するのは喉の違和感（かゆみや狭窄感）です。喉の症状があれば、医師を呼びましょう！ 悪化すれば窒息死に至ります。また、喉の違和感があっても、胸痛や冷汗があればアナフィラキシーではなく、心筋梗塞による呼吸困難かもしれません。この

場合、喉の違和感は心筋梗塞の放散痛という症状です。糖尿病の人には無痛性心筋梗塞（疼痛を自覚しない心筋梗塞）もあります。臨床はこういうところが難しいのです。

なるほど、点滴中だからといってアナフィラキシーと決めつけてはいけないのですね。では胸痛がなければ様子を見たい気がします。だいたいのアナフィラキシーは軽い息苦しさで終わることが多いですよね。

そうですね。でも急変はいつでも、誰にでも起こることを忘れずに、次のレッドフラッグ🏴をチェックしていきましょう。急性増悪があれば、危険のサインです！ 医師に分単位で呼吸困難が増悪していることを伝えましょう。バイタルサインが安定していても、上気道の狭窄音があれば（聴診器を頸部に当てて、胸部で聞こえる呼吸音よりも大きな狭窄音がするとき）、迷わずアドレナリン0.3mgを大腿前面外側に筋注しましょう。

それもJ-MELSベーシックコースで習いました！ でも、診断がつけば、もう搬送したらいいのでは、と思いました。クリニックでは、普段やり慣れないことですし……。

そこが大事なポイントです！ アナフィラキシー発症の初期に点滴をしっかり入れれば、血圧が下がるのを遅らせてくれるし、何より上気道狭窄のときは、早期にアドレナリンを筋注すれば、病院到着時には症状が改善することも多いです。でも、筋注が20分、30分と遅れれば遅れるほど患者の状態は悪化します。なので、ぜひ現場でレッドフラッグ🏴を聞いて、必要な処置は迅速にお願いしたいのです。発症時の対応が救命の鍵なので、平素から急変時の対応について決めておくのが大切です。

レッドフラッグ確認の優先順は？

　以下にレッドフラッグ🏴と疾患の対応について、図で示します。図2-5から図2-7は特定のレッドフラッグ🏴が、どの疾患を示唆するかを示しています。まずはレッドフラッグ🏴が、急変時の観察項目として疾患の絞り込みに使えるというイメージを持ってください。

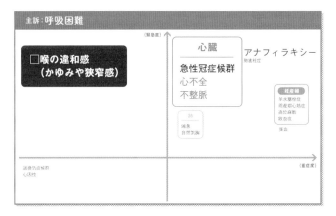

図2-5 主訴〈呼吸困難〉 喉の突然の違和感を呈する疾患
まずアナフィラキシーの上気道症状と考える。上気道狭窄音があれば
アドレナリン筋注を準備する！

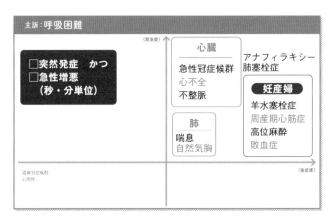

図2-6 主訴〈呼吸困難〉 突然発症かつ急性増悪する疾患
この 2 つのレッドフラッグ🏴は単独でも右上の疾患を示唆する。

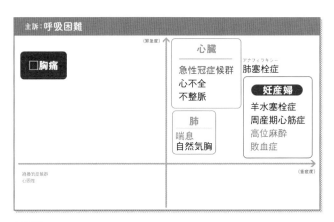

図2-7 主訴〈呼吸困難〉 胸痛を呈する疾患
明らかな胸痛なら急性冠症候群と考えて、まず心電図をとる！ 同時に
主訴〈胸痛〉の二次元鑑別リストを用いて評価する。

まず図2-5です。**レッドフラッグ**🏴のうち、**喉の違和感**（かゆみや狭窄感）があれば、まずアナフィラキシーの上気道症状と考えます。薬剤点滴中であれば、直ちに点滴を止めて、人を呼びましょう。医師は聴診で呼吸音より大きく上気道の狭窄音を認めたら、アドレナリン筋注を考慮しましょう。

次項からも、二次元鑑別リストを使って、**レッドフラッグ**🏴を聞き取る力を鍛えていきましょう。

2

主訴〈呼吸困難〉

3 主訴〈頭痛〉

もっちー

> こんにちは！ 今回は、主訴〈頭痛〉です。
> 頭痛は産科でよく出会う主訴ですか？

> 頭痛は、妊婦健診のときによく相談されます。この前の夜勤で、頭痛の妊婦さんから電話相談があったのですが、さくらさんから「つぼみさん、それ本当に片頭痛でいいの？」と言われて悩みました。

つぼみ

> そんな妊婦さん、いたね。「母体安全への提言」を読んでいたら、日本では妊産婦死亡の原因の第2位は脳出血（図3-3）と書いてあったので、心配になっちゃって……。だから頭痛の妊婦さんの電話相談のときに、どんなレッドフラッグ🚩を思い浮かべたらいいのか、みっちりと教えてください！

さくら

> はい。頭痛の訴えとしては、「頭が痛い」ならすぐ分かりますが、「頭が重い」「頭が痛かった（持続しない頭痛）」というときもあるので、評価は簡単ではないですね。
> さあ、怖い疾患を見逃さないために、頭痛のレッドフラッグ🚩を特訓しましょう！

産婦人科医の頭の中は？

　今回は主訴〈頭痛〉です。まず、「二次元鑑別シート」（図3-1）に、妊産婦が目の前で頭痛を訴えたという想定で思い付く鑑別疾患を挙げてみましょう。余力があればレッドフラッグ🚩（急変時の観察項目）も含めて5分間で書いてみましょう。

　図3-1は頭の中の引き出し、「二次元鑑別シート」の説明です（詳細は○ページ参照）。図3-2は妊産婦の主訴〈頭痛〉で何を考えるか、産婦人科医の頭の中を見たものです。J-MELSベーシックコースのインストラクター10人にお願いして、二次元鑑別シート（図3-1）に各自5分間で記入してもらったものを集計しました。たくさんの疾患が挙がっていますが、まずは緊急度・重症度が高い右上の象限（枠）の中の疾患名だけを、さっと眺めてください。

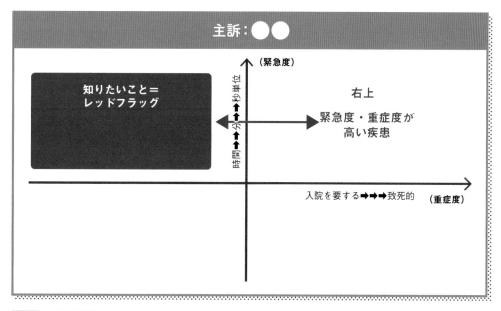

図3-1 二次元鑑別シート

救急で大切な2つの軸（緊急度・重症度）で4分割し、主訴ごとに鑑別疾患を書くシート。中央の目安は、重症度の場合は「入院が必要」、緊急度の場合は「直ちに治療介入が必要」。二次元鑑別シートの「右上」は緊急度・重症度ともに高い疾患、すなわち救急で見逃してはいけない疾患として視覚的に把握できる。各象限内での位置関係は問わないこととする。二次元シートの「左上」にくる疾患はあまりないので、ここにはレッドフラッグ🏴（急変時の観察項目。危険信号、見逃してはいけない疾患を示す症状や所見）を書く。

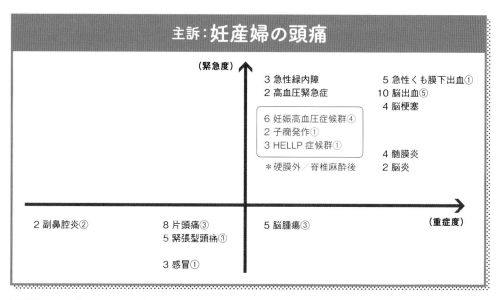

図3-2 主訴〈妊産婦の頭痛〉での産婦人科医の頭の中（J-MELSベーシックコースのインストラクター10人の集計）

疾患名の左側の数字は記載した人数（2人以上が挙げた疾患を記す）、疾患名の右側の数字はその疾患を経験した医師数を示す（10人中）。赤字の疾患は、成人の救急搬送症例で救急医が平素想定していない疾患である。
＊脊椎麻酔：脊髄くも膜下麻酔

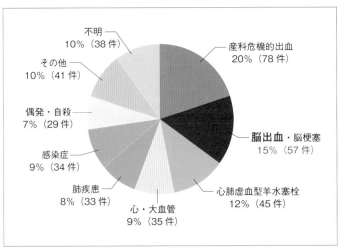

図3-3 わが国における母体死亡の原因（2010〜2019 年合計）
（「母体安全への提言 2018」より）

　「右上」にある、見逃してはいけない疾患の中で、**妊娠高血圧症候群、子癇発作、HELLP 症候群**などは妊産婦特有の疾患としてまとめました。ほかに硬膜外・脊椎麻酔後の頭痛もあります。脳出血は集計で全員が挙げており、また経験も 5 人と多かったです。実際に 2010 年から 2019 年 5 月までのの妊産婦死亡 390 人の解析でも、脳出血（脳梗塞 1 人を含む）による死亡は 57 人で全体の 15％で、一位の死因である産科危機的出血 78 人（20％）に次ぐ多さでした（**図3-3**）[1]。

救急医の頭の中は？

　救急医の頭の中を**図3-4**に示します。外傷や小児患者では特殊な疾患もあるので、「成人の疾病（非外傷）の救急搬送で何を考えるか」という設定で教育用に考えた鑑別リストです。大切なのは、一つひとつの鑑別疾患を覚えるのではなく、まずは二次元鑑別リスト全体を引き出しに見立てて、それぞれの疾患グループを小引き出しとして意識することです。頭の中を、どう片付けるかという方法の一つだと思ってください。この図は救急用の図なので、細かな疾患名は決して見ないでください！ 右上の象限の中の小引き出しのタイトル（動脈・感染など）と、**レッドフラッグ**の項目だけを見てください。

　頭痛で見逃してはいけない疾患は、血管が破ける疾患です（脳梗塞では通常、頭痛は生じない）。これらは秒単位で増悪することも多いため特別にまとめました。**レッドフラッグ**のうち、黄色の所見（突然発症、初発・最大、嘔吐、一過性意識消失、意識障害、

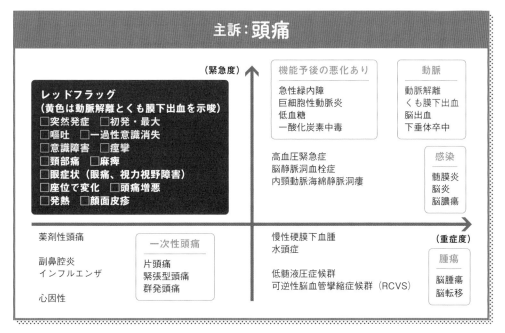

図3-4 主訴〈頭痛〉の二次元鑑別リスト（文献 3 より改変転載）
成人の内因性救急搬送の主訴〈頭痛〉で救急医が教育用に考えた鑑別疾患のリスト。外傷や小児患者では特殊な疾患もあるので、「成人の疾病（非外傷）の救急搬送で何を考えるか」という設定で教育用に考えた。

痙攣）は動脈解離とくも膜下出血を示唆するため、急変時にまず観察すべき項目です。

産科急変での鑑別疾患は？

図3-5 は、産科急変時の主訴〈頭痛〉の二次元鑑別リストです。成人版の二次元鑑別リストから、時間単位で症状が出現する疾患を厳選しました。産科急変では今まで安定しているように見えた妊産婦が急変したという想定で、慢性疾患や若い女性に起こりにくい疾患を除きました。そして **図3-2** から妊産婦特有の疾患（妊娠高血圧症候群、子癇発作、HELLP 症候群、硬膜外／脊椎麻酔後）を、産科の小引き出しとして追加しました（**図3-5** のピンクの枠）。急変で発症することは少ないですが、医師向けとして、髄膜炎（感染症）、低血糖、脳腫瘍という疾患も忘れてはいけないので残しました。

　助産師の皆さんは、まずはこの二次元鑑別リストを見ながら、**レッドフラッグ**🏴（観察項目）を評価して該当すれば医師に報告しましょう。

　以下に**レッドフラッグ**🏴と疾患の対応について、図で示します。**レッドフラッグ**🏴が、急変時の観察項目として疾患の絞り込みに使えるイメージを作りましょう！ **図3-6** から

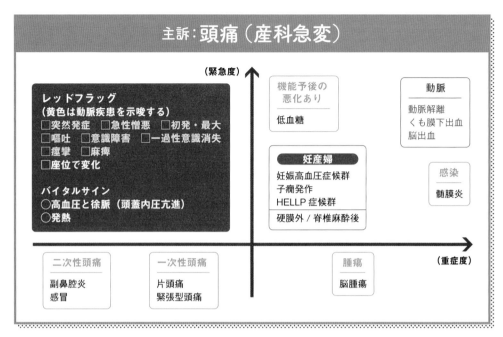

図3-5 産科急変　主訴〈頭痛〉の二次元鑑別リスト
成人版の二次元鑑別リストから、若年女性に、時間単位で症状が出現する疾患を厳選し、妊産婦特有の疾患を追加したもの。

図3-11は特定の**レッドフラッグ**🚩が、どの疾患を示唆するか示しています。

　主訴〈頭痛〉について、**突然発症**なら、動脈性と妊産婦特有の疾患（動脈解離と急性くも膜下出血、脳出血）考えます（**図3-6**）。**初発**で**最大**の頭痛では動脈性の疾患を考えます（**図3-7**）。頭痛の**急性増悪**があれば、動脈性と妊産婦特有の疾患を考えます（**図3-8**）。**意識障害**があれば、動脈性の疾患か、妊娠高血圧症候群・子癇発作、低血糖を考えます（**図3-9**）。はっきりとした**麻痺**があれば、脳出血の可能性が高いです（**図3-10**）。低血糖の麻痺は再現性が乏しいことが多いです。**痙攣**があれば、動脈性の疾患か、子癇発作、低血糖を考えます（**図3-11**）。

　主訴〈頭痛〉で麻痺が生じた際、意識レベルを評価し、脳神経学的な異常を確認します[6]。意識レベルではまず、痛み刺激に対する反応の有無を確認します。

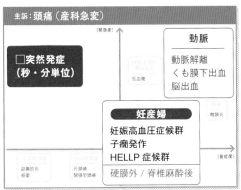

図3-6　主訴〈頭痛〉　秒分単位の突然発症は動脈性と妊産婦特有の疾患を示唆する。

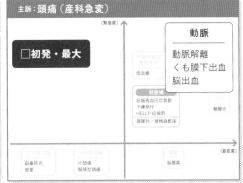

図3-7　主訴〈頭痛〉　初発・最大は動脈性の疾患を示唆する。

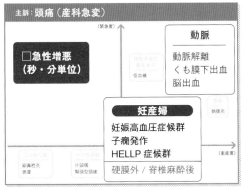
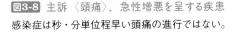

図3-8　主訴〈頭痛〉、急性増悪を呈する疾患
感染症は秒・分単位程早い頭痛の進行ではない。

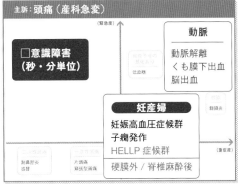

図3-9　主訴〈頭痛〉　突然意識障害を呈する疾患
動脈性疾患と、妊産婦特有の疾患が拾い上げられる。
低血糖や感染症は秒・分単位ほど早い意識障害の進行ではない。

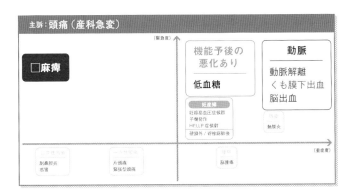

図3-10　主訴〈頭痛〉　麻痺を呈する疾患
麻痺があれば、脳出血の可能性が高いが、動脈解離の可能性もあることに注意。

3

主訴〈頭痛〉

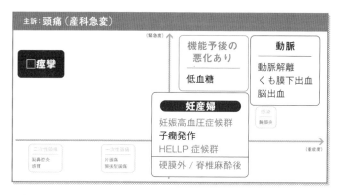

図3-11 主訴〈頭痛〉 痙攣を呈する疾患
感染症は初期に痙攣は起こりにくい。

脳神経学的異常が疑われるとき [6)]

・顔面の下垂、上肢の動揺、構音障害の有無を観察
　→1つでも異常があれば頭蓋内の精査
・脳ヘルニア徴候の観察：瞳孔の左右差、上肢運動の左右差と進行、クッシング
　徴候（高血圧＋徐脈）があれば切迫した状況
　→換気障害の出現に留意しつつ、早期に搬送を考慮

　施設において一番そばで妊産婦に寄り添う助産師の皆さんが、あらかじめ観察項目を知っておけば、急変時に的確に対応することができますね。
　最後に症例を提示します。

症例

　30代、経産婦。既往歴、妊婦健診に特記事項なし。妊娠38週に既往帝王切開のため選択的帝王切開術を施行した（有床診療所）。総出血量1,000mL、術後経過に特記すべきことはなく、順調に離床が進んだ。産褥3日目の夜、前頭部痛がありロキソニン®を内服したがあまり軽快しなかった（血圧150/80mmHg）。授乳などは通常通りに行っていた。

［「母体安全への提言2018」提言1事例5より］[7)]

さあ、どう考えますか？

 まず麻痺がないかを確認します。この前、J-MELS ベーシックコースで勉強しました。

 そうですね。麻痺は大事な身体所見ですね！ でもぜひ、麻痺の前にレッドフラッグ🏴の突然発症かを確認してください。秒・分単位の突然発症を聞き取れれば、動脈性の疾患（動脈解離、くも膜下出血、脳出血）を取りこぼすことがないのです（図3-6）。麻痺だけで評価すると、くも膜下出血を取りこぼすことがあります。くも膜下出血はくも膜下腔で起こるので通常、脳の圧排は起こさないのです。

 脳出血なら麻痺が起こるものだと思っていました。頭痛が全部怖くなりそうです！

 怖がることはいいことです！ この症例で、ほかに気になることはありますか？

 鎮痛薬を飲んでも痛みが続いていたとあるので、これは安静時持続と言えますね。
これまで勉強した主訴〈呼吸困難〉と〈胸痛〉どちらにも、レッドフラッグ🏴に安静時持続が出てきましたよね。

 素晴らしい！ レッドフラッグ🏴は実は主訴が変わっても共通している項目が多いのです。安静時持続する頭痛なら、血圧や神経学的所見などをより頻回に継時的に評価していかなくてはいけないということですね。それができれば、患者さんが悪化したときを見逃さないですみます。正しく怖がって、石橋を叩いて渡りましょう！
（本症例の解説は 2 章 7、P.93 です）

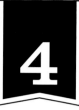

4 主訴〈胸痛〉

もっちー

こんにちは。今回は主訴〈胸痛〉です。
胸痛での急変を見たことはありますか？

産褥2日目の褥婦さんから、「胸が痛い！」とナースコールがあって、部屋に走ったら、お乳が張ってきて痛いということでした。

つぼみ

確かに！褥婦さんで胸痛といえば、乳房の痛みなんですね！

これまで乳房以外の胸痛の妊産褥婦さんに出会ったことがありません。ただこの前、帝王切開術後の患者さんが「心臓が浮く感じがしてしんどい」と言っていました。これは胸痛ですか？

さくら

それだけだと分からないですね。動悸や頻脈だったのかもしれません。胸に関しての訴えなら、必ず「痛みはないですか？」と確認しましょう。

そもそも胸痛の方はどんな訴えをされますか？

胸痛の訴えも「胸の違和感」「胸が絞られる感じ」「息がつまる感じ」などが多いですね。それぞれです。さあ、一緒に頑張りましょう！

産婦人科医の頭の中は？

　今回は主訴〈胸痛〉です。患者さんの訴えとしては、「胸が苦しい」とか「胸が重い、詰まる感じ」なども含めて考えてください。まず、「二次元鑑別シート」（図4-1）に、妊産婦が目の前で胸痛を訴えたという想定で思い付く鑑別疾患を挙げてみましょう。余力があればレッドフラッグ🚩（急変時の観察項目）も含めて5分間で書いてみましょう。図4-1は頭の中の引き出し、「二次元鑑別シート」です（詳しくは本章1を参照）。図4-2は妊産婦の主訴〈胸痛〉で何を考えるか、産婦人科医の頭の中を見たものです。J-MELSベーシックコースのインストラクター10人にお願いして、各自二次元鑑別シート（図4-1）

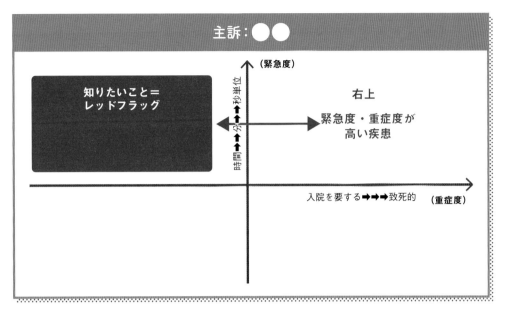

図4-1 二次元鑑別シート

救急で大切な2つの軸（緊急度・重症度）で4分割し、主訴ごとに鑑別疾患を書くシート。中央の目安は、重症度の場合は「入院が必要」、緊急度の場合は「直ちに治療介入が必要」。二次元鑑別シートの「右上」は緊急度・重症度ともに高い疾患、すなわち救急で見逃してはいけない疾患として視覚的に把握できる。各象限内での位置関係は問わないこととする。二次元シートの「左上」にくる疾患はあまりないので、ここにはレッドフラッグ🏴（急変時の観察項目。危険信号、見逃してはいけない疾患を示す症状や所見）を書く。

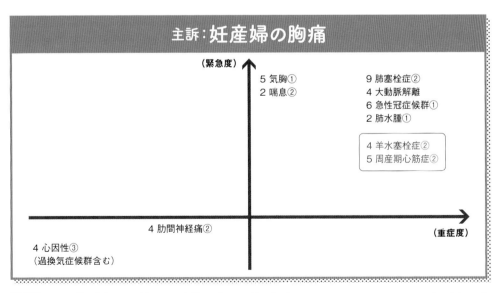

図4-2 主訴〈妊産婦の胸痛〉での産婦人科医の頭の中（J-MELS ベーシックコースのインストラクター10人の集計）

疾患名の左側の数字は記載した人数（2人以上が挙げた疾患を記す）、疾患名の右側の数字はその疾患を経験した医師数を示す（10人中）。赤字の疾患は、成人の救急搬送症例で救急医が平素想定していない疾患である。

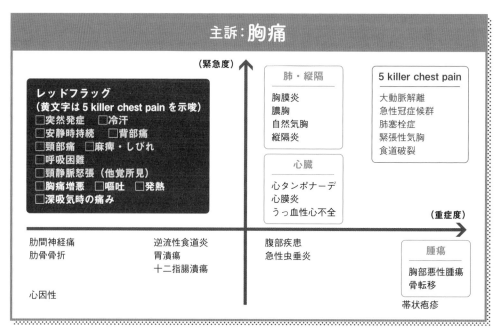

主訴：胸痛

（緊急度）

レッドフラッグ
（黄文字は 5 killer chest pain を示唆）
☐突然発症　　☐冷汗
☐安静時持続　☐背部痛
☐頸部痛　　☐麻痺・しびれ
☐呼吸困難
☐頸静脈怒張（他覚所見）
☐胸痛増悪　☐嘔吐　☐発熱
☐深吸気時の痛み

肺・縦隔
胸膜炎
膿胸
自然気胸
縦隔炎

5 killer chest pain
大動脈解離
急性冠症候群
肺塞栓症
緊張性気胸
食道破裂

心臓
心タンポナーデ
心膜炎
うっ血性心不全

（重症度）

肋間神経痛
肋骨骨折

逆流性食道炎
胃潰瘍
十二指腸潰瘍

腹部疾患
急性虫垂炎

腫瘍
胸部悪性腫瘍
骨転移

心因性

帯状疱疹

図4-3 主訴〈胸痛〉の二次元鑑別リスト（文献 3 より改変転載）
成人の内因性救急搬送の主訴〈胸痛〉で救急医が教育用に考えた鑑別疾患のリスト。外傷や小児患者では特殊な疾患もあるので、「成人の疾病（非外傷）の救急搬送で何を考えるか」という設定で教育用に考えた。
5 killer chest pain：致死的な 5 疾患を指す。
黄文字のレッドフラッグ🏴は 5 killer chest pain を示唆する。

に 5 分間で記入してもらったものを集計しました。緊急度・重症度が高い右上の象限（枠）の中の疾患名を眺めてください。あなたが思い付かなかった疾患はあるでしょうか？「右上」にある、見逃してはいけない疾患の中で羊水塞栓症と周産期心筋症を妊産婦特有の鑑別疾患として、くくりました。

救急医の頭の中は？

　次に、救急医の頭の中を 図4-3 に示します[3]。この表は成人の救急搬送を想定した二次元鑑別リストなので、細かな疾患名は気にしないでください。大切なのは、二次元鑑別リスト全体を**引き出し**に見立てて、それぞれの疾患グループを**小引き出し**として意識することです。小引き出しのタイトルと、レッドフラッグ🏴の内容だけを見てください。

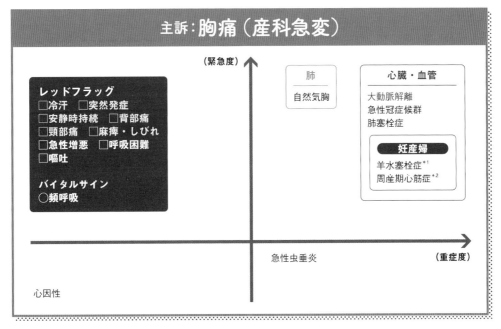

図4-4 産科急変　主訴〈胸痛〉の二次元鑑別リスト

成人版の二次元鑑別リストから、若年女性に、時間単位で症状が出現する疾患を厳選し、妊産婦特有の疾患を追加したもの。黄文字の**レッドフラッグ**は大動脈解離を示唆するので特に重要。
＊1：心肺虚脱型、＊2：肺水腫・心不全を含む。

産科急変での鑑別疾患は？

　図4-4は産科急変時の主訴〈胸痛〉の二次元鑑別リストです。成人版の二次元鑑別リスト（**図4-3**）から、時間単位で症状が出現する疾患を厳選しました。産科急変では今まで安定しているように見えた妊産婦が急変したという想定で、若い女性に起こりにくい疾患を除きました。そして**図4-2**から産科特有の疾患（羊水塞栓症と周産期心筋症）を、心臓・血管の小引き出しの中に追加しました。

　緊急度はやや下がる右下の疾患ですが、**急性虫垂炎**は一般的に心窩部痛（胸痛）から始まり右下腹部に移動すると言われています。非典型例も多く、救急外来で見逃してはいけない疾患として上位に挙がります。妊婦では子宮が大きくなると圧排されて虫垂が移動すること、そして被曝を考慮してCT検査を差し控えるため、診断がより難しくなります。また、症状発症から24時間以上経過した虫垂炎の場合は穿孔の確率が上昇し、妊婦の虫垂炎では穿孔性虫垂炎の割合が14～43％と報告されています[8]。なので、初期症状として〈胸痛〉がみられた段階で急性虫垂炎を念頭に置き、その後の腹痛にも注意を払うということが大切になります。

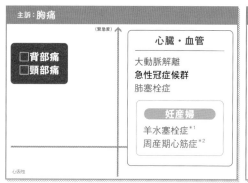

図4-5 主訴〈胸痛〉 背部痛や頸部痛があれば、大動脈解離の可能性が高い!

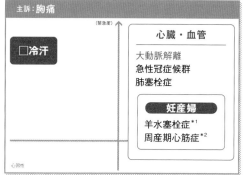

図4-6 主訴〈胸痛〉 冷汗があれば、心臓・血管性の病変を考える!

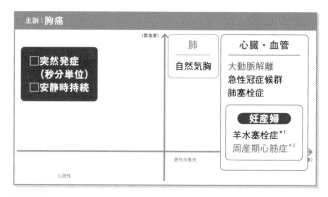

図4-7 主訴〈胸痛〉 秒分単位の発症や、安静時持続のときは心臓・血管性病変から考える!

レッドフラッグ確認の優先順位は?

　主訴〈胸痛〉のレッドフラッグ🏴で、黄文字の所見のうち、**突然発症、冷汗、安静時持続、背部痛、頸部痛、麻痺・しびれ**は、単独であっても大動脈解離を示唆するため、主訴〈胸痛〉の際に観察すべき項目です。では、これらのレッドフラッグ🏴のうち、まず何から確認したらいいのでしょうか?

　以下にレッドフラッグ🏴と疾患の対応について、図で示します。図4-5から図4-7は特定のレッドフラッグ🏴が、どの疾患を示唆するかを示しています。まずはレッドフラッグ🏴が、急変時の観察項目として疾患の絞り込みに使えるというイメージを持ってください。

　こうしてレッドフラッグ🏴と疾患との対応を見ると、緊急度・重症度が最も高い疾患である大動脈解離を見抜くためには、**背部痛や頸部痛**を評価するのがよいことが分かります。首の痛みは大動脈解離が首の動脈まで進むと起こります。主訴〈胸痛〉があれば、バ

イタルサインを測りながら妊産婦に「背中や首は痛くないですか？」と反射的に聞けるように普段から意識しておきましょう。背部痛や頸部痛がなければ、大動脈解離の可能性が下がるので（ゼロではない）、続いて他の（黒字の）**レッドフラッグ**🏴を確認しましょう。

「母体安全への提言 2018」によると、心血管疾患による妊産婦死亡の内訳（2010～2019年解析済、31 例）は、多かった順に急性大動脈解離 15 件、周産期心筋症 5 件、その他 5 件（急性心筋炎、肺高血圧症、心臓機械弁置換後心不全）、急性心筋梗塞 3 件、不整脈関連突然死 3 件でした[1]。大動脈解離は産科でも起こっていることが分かりますね！見逃してはいけない疾患（緊急度・重症度が高い疾患）の初発症状を見過ごさないことが、救命につながります。さあ、あなたの観察力を磨いていきましょう！

最後に症例を提示します。

症例

　30 代、初産婦。妊娠 10 週より重症妊娠悪阻のため、自宅で安静に過ごしていた。妊娠 14 週に右胸痛を自覚し、産婦人科を受診した。疼痛は自制内で、心拍数、血圧、SpO_2 に異常がないため経過観察となった。

[「母体安全への提言 2017」提言 1 事例より改変][9]

　さあ、どう考えますか？

　バイタルサインは異常ないなら……。吐きすぎてムカムカしているのかなあと思います。

　「産科エマージェンシー臨床推論」では以下のように考えます。主訴〈右胸痛〉で受診した時点で、主訴〈胸痛〉（**図4-4**）のレッドフラッグ🏴の項目を患者さんに確認します。現病歴にはレッドフラッグ🏴に相当する項目はないようですが……、実は「疼痛は自制内」ということは、安静時持続があるということですね！
ほかに突然発症、呼吸困難はなかったのでしょうか？突然発症があれば、心臓・血管性の疾患の可能性が高くなります。分秒単位での発症なら、なおのことです。また呼吸困難があれば、肺塞栓症、心不全の可能性が浮上します。肺塞栓症が鑑別に挙がれば、原因として深部静脈血栓症を考え、下腿の腫脹や痛みがないかを聞き取りましょう！

このように、主訴から的確に**レッドフラッグ**🏴を評価し診断に至るのが臨床推論です。関連付けができていなければ、🔲**4-4**の産科二次元鑑別リストに追加記入して自分のリストを作りましょう。

　その後の転帰です。受診2日後に自宅で倒れているところを夫に発見され救急要請されました。救急隊到着時、心肺停止で蘇生処置に反応せず、死亡確認となりました。最終診断は**肺塞栓症**でした。なお胸痛で来院時の呼吸数は32回／分と看護記録にありました[9]。

母体安全への提言	提言1「母体急変の前兆としての呼吸数の変化を見逃さない」（2017年）[9]
	・妊娠中の呼吸数の異常値の基準は、呼吸数15回／分以下、または25回／分以上

　特に頻呼吸のときは呼吸困難がないかを確認しましょう。<u>患者さんが語るのを待つだけでなく、あなたが**レッドフラッグ**🏴を探しに行くのです！</u>「息が苦しい感じ、ハアハアすることはないですか？」など、患者さんに分かる言葉で聞くことが大事です。皆さんが得意な分野ですね。妊産婦を守るために一緒に頑張りましょう！

Memo

5 主訴〈痙攣〉

もっちー

今回は主訴〈痙攣〉です。アメリカの医療ドラマ「ER」を見ていたら産科急変の回があって、緊迫の現場でした（シーズン1、19話、子癇発作、心肺停止）。教材として使える質の高さでした。20年以上前のドラマですが、十分に学べる設定になっています。救急医がつらい立場に追い込まれるのですが、見ていて胸が苦しくなりました。痙攣の多くはいきなり始まり、緊急対応が必要なので、事前に何をすべきか、理解しておくことが大切ですね。

先生、これまでに「急変した妊産婦に何を聞くか？」ということでレッドフラッグ🚩を勉強してきましたが、痙攣時は話ができないですよね。どうしたらいいですか？

さくら

会話ができないとき、例えば主訴が〈痙攣〉や〈意識障害〉のときは、本人に代わって家族や目撃者がいればその人たちから、情報を集めましょう。「突然の変化か？」「痙攣前に頭痛の訴えがあったか？」というように。また意識がないときも「冷汗」や「麻痺」などの身体所見は観察できますので、今までトレーニングしてきたレッドフラッグ🚩はそのまま使えますね。

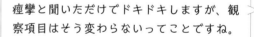
痙攣と聞いただけでドキドキしますが、観察項目はそう変わらないってことですね。

そもそも痙攣で母体にどんな悪影響があるのでしょうか？

つぼみ

いい質問ですね。痙攣をイメージしてみましょう！ 痙攣すると全身に力が入って、歯を食いしばって呼吸もうまくできなります。すると、酸素が取り込まれず、母体そして胎児にも酸素が届きにくくなります。長時間の痙攣では酸素をたくさん使う「脳」にもダメージを来します。なので、原因検索よりもまずは痙攣を止めよう！ ということになります。さあ、頑張りましょう！

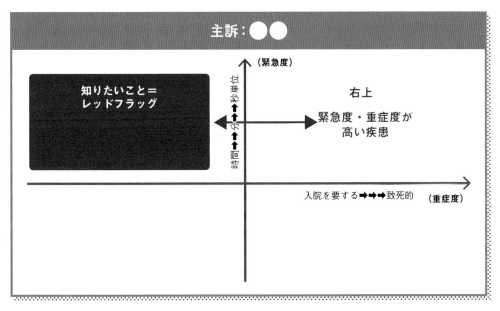

図5-1　二次元鑑別シート

救急で大切な2つの軸（緊急度・重症度）で4分割し、主訴ごとに鑑別疾患を書くシート。中央の目安は、重症度の場合は「入院が必要」、緊急度の場合は「直ちに治療介入が必要」。二次元鑑別シートの「右上」は緊急度・重症度ともに高い疾患、すなわち救急で見逃してはいけない疾患として視覚的に把握できる。各象限内での位置関係は問わないこととする。二次元シートの「左上」にくる疾患はあまりないので、ここにはレッドフラッグ🚩（急変時の観察項目。危険信号、見逃してはいけない疾患を示す症状や所見）を書く。

産婦人科医の頭の中は？

　では、「二次元鑑別シート」（**図5-1**）に、妊産婦があなたの目の前で痙攣を起こしたという想定で思い付く鑑別疾患を挙げてみましょう。余力があればレッドフラッグ🚩（急変時の観察項目）も含めて5分間で書いてみましょう。時間のない方は、10秒でもいいので、鑑別疾患を思い浮かべてから先へ進んでください。まずアウトプットしてからインプットすると、認識が深まります！

　図5-1は頭の中の引き出し（二次元鑑別シート）の説明です（本章1を参照）。**図5-2**は妊産婦の主訴〈痙攣〉で何を考えるか、産婦人科医の頭の中を見たものです。J-MELSベーシックコースのインストラクター10人にお願いして、各自二次元鑑別シート（**図5-1**）に5分間で記入してもらったものを集計しました。緊急度・重症度が高い右上の象限（枠）の中の疾患名を軽く眺めてください。多くの鑑別疾患が挙がっていますが、半数以上の産婦人科医が挙げたのは脳出血、てんかん、子癇発作だけです。ちなみに脳梗塞では通常は、意識消失や痙攣は認めません。致死性不整脈や髄膜炎は鑑別から漏らしてはいけないので注意してください。「右上」にある見逃してはいけない疾患の中で、子癇発作は妊産婦特

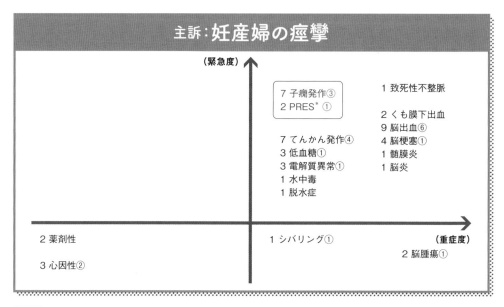

図5-2 主訴〈妊産婦の痙攣〉での産婦人科医の頭の中（J-MELSベーシックコースのインストラクター10人の集計）

疾患名の左側の数字は記載した人数、疾患名の右側の数字はその疾患を経験した医師数を示す（10人中）。赤字の疾患は、成人の救急搬送症例で救急医が平素想定していない疾患である。

＊可逆性白質脳症。子癇に合併することがある。産科特有の疾患ではない。

有の鑑別疾患としてくくりました。可逆性白質脳症（PRES）は妊産婦特有の疾患ではありませんが、子癇発作に合併することがあると報告されているので同じ枠の中に入れました。

救急医の頭の中は？

　救急医が一般成人の主訴〈痙攣〉で念頭に置く疾患は、赤字で示した**くも膜下出血**です（**図5-3**）[3)]。原因は脳の動脈瘤の破裂です。脳出血を鑑別に挙げた段階で、頭部CTを撮るので診断できます（本章3参照）。**レッドフラッグ**🚩（急変時の観察項目）のうち、**頭痛（激痛）、嘔吐、意識障害**があればくも膜下出血または脳出血と考えます。くも膜下出血は脳の外側のくも膜下腔に出血する疾患なので、一般的に麻痺は出現しません。麻痺があれば脳出血と考えます。

　次に救急医が意識しているのが、黒字の疾患です。臨床で多い疾患は大きい文字で記した、てんかん発作と脳出血です。小引き出しは「脳」と脳血管の疾患と、「脳虚血」を起こし得る疾患、「代謝性」の異常を来す疾患に分けました。小引き出しの名前だけ見てい

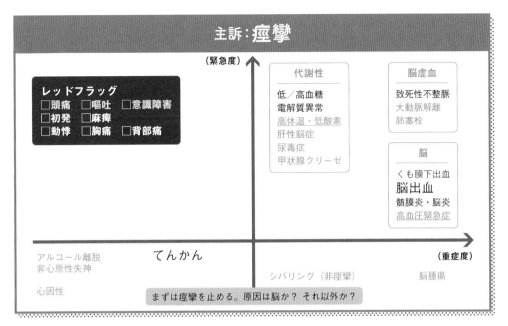

図5-3 主訴〈痙攣〉の二次元鑑別リスト

成人の内因性救急搬送の主訴〈痙攣〉で救急医が教育用に考えた鑑別疾患のリスト。外傷や小児患者では特殊な疾患もあるので、「成人の疾病（非外傷）の救急搬送で何を考えるか」という設定で教育用に考えた。大文字（脳出血、てんかん）は臨床で多い疾患。黄字のレッドフラッグ🚩を認めたら、くも膜下出血をまず考える。灰色で示した疾患はその後に考える疾患。下線の疾患はバイタルサインの異常があれば鑑別に上げる疾患。

ただければ大丈夫です。下線を引いた高体温・低酸素、高血圧緊急症は、バイタルサインで異常があれば浮上する疾患です。ちなみに灰色の文字で記した疾患は、赤字や黒字の疾患でない場合に、「さて次に鑑別すべき疾患は……」と考えるときに開ける、いわば2段目の引き出しの中身と言えます。2段目の引き出しは今回、史上初登場です！

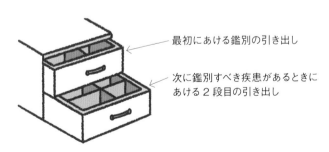

最初にあける鑑別の引き出し

次に鑑別すべき疾患があるときにあける2段目の引き出し

産科急変は前駆症状なく突然発症する疾患（肺塞栓症や心肺虚脱型羊水塞栓症、大動脈解離など）がありますが、前駆症状がある場合の方が多いです。継時的な変化で、頭痛や血圧上昇を認めたら、何が起こっているのか考え、速やかに医師に報告し、同時にそれ以

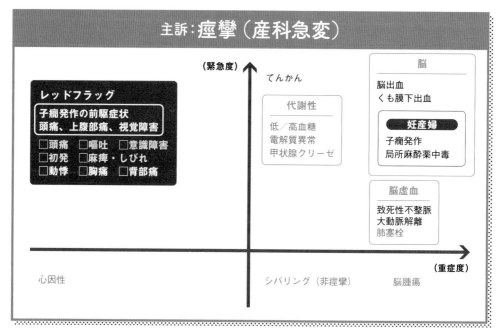

主訴：痙攣（産科急変）

（緊急度）

てんかん

脳
脳出血
くも膜下出血

妊産婦
子癇発作
局所麻酔薬中毒

代謝性
低／高血糖
電解質異常
甲状腺クリーゼ

レッドフラッグ
子癇発作の前駆症状
頭痛、上腹部痛、視覚障害
☑頭痛　☑嘔吐　☑意識障害
☑初発　☑麻痺・しびれ
☑動悸　☑胸痛　☑背部痛

脳虚血
致死性不整脈
大動脈解離
肺塞栓

（重症度）

心因性　　　　シバリング（非痙攣）　　脳腫瘍

図5-4 産科急変　主訴〈痙攣〉の二次元鑑別リスト
成人版の二次元鑑別リストから、若年女性に、時間単位で症状が出現する疾患を厳選し、妊産婦特有の疾患を追加したもの。黄文字のレッドフラッグ■は脳出血を示唆する。
黒字はまず鑑別すべき疾患、灰色は次に鑑別すべき疾患。

外の観察項目も評価していくということが大切です。妊産婦に一番寄り添うあなたが、患者さんの急変の前触れに気付き、急変前に治療に結び付けてください！

産科急変での鑑別疾患は？

　図5-4は産科急変時の主訴〈痙攣〉の二次元鑑別リストです。成人版の二次元鑑別リストから、時間単位で症状が出現する疾患を厳選しました。産科急変では今まで安定しているように見えた妊産婦が急変したという想定で、若い女性に起こりにくい疾患を除きました。死亡症例報告として多い脳出血（17名）、くも膜下出血（11名）、大動脈解離（17名）は突然痙攣で発症することもあるためリストに挙げました[1]。そして**図5-2**から妊産婦特有の子癇発作を脳の小引き出しの中に追加しました。主訴〈痙攣〉で大切なのは、麻痺の有無です。また、**バイタルサインで高血圧と徐脈があるとき（「クッシング徴候」といいます）は、頭蓋内圧の上昇があると考えます** [10]。

　バイタルサインは徐々に変化しますので、変化の始まりを見逃さないようにしましょう。妊婦ではてんかんでの死亡報告も複数あるので、右上に配置しました。無痛分娩での局所

さらに知りたい人へ

　主訴〈痙攣〉で救急医はまず生命徴候を判断します。心肺停止直後に痙攣を呈する場合もあるためです。同時に痙攣に対処します。痙攣中は呼吸がうまくできず長時間の痙攣は低酸素により脳に障害が起こります。そこで、まず十分な酸素投与を行いつつ（10L リザーバーマスクが望ましい）、末梢ルートからジアゼパム（セルシン®）5mg を静脈注射して痙攣を止めます。30 秒程度で多くの痙攣は止まります。酸素化も改善するでしょう。ただしジアゼパムには抗痙攣作用と同時に呼吸抑制作用もあるので、使用時はバッグバルブマスクを枕元に用意し、呼吸数低下や SpO_2 低下が起こったら 5〜6 秒に 1 回の換気補助を行います。J-MELS ベーシックコースでは痙攣時の対応や換気の手技について、実習で学べます[12]。一度習えば急変現場に出会ったときに行動できますので、受講をお勧めします。このようにバイタルサインを落ち着かせながら、救急医は原因検索を行います。

　麻酔薬使用時は、局所麻酔薬中毒のリスクが常にあることを意識しましょう。悪化して気付くのではなく、想定される初期症状が出現しないことを確認することが大切です。また、痙攣を来すほどの血糖・電解質の異常ならば、それ以前に倦怠感や意識障害などの症状が出ると考えますが、確実に除外する必要があるためリストに残しました。これらの疾患は血液ガスや簡易血糖検査で迅速に診断可能です。髄膜炎や脳炎も痙攣を来すことがありますが、その前に意識障害や発熱などの症状が先行すると考えて急変リストからは外しました。

　また甲状腺クリーゼは前駆症状として動悸や手の震えが出たりします。テレビドラマ「コウノドリ」の第 6 話では、甲状腺クリーゼで妊婦さんが亡くなるという話で、前駆症状として手の震えや頻脈などがリアルに描かれていました[11]。このようにドラマで疾患イメージを勉強することもできます。

レッドフラッグ確認の優先順は？

　レッドフラッグ▞のうち、頭痛、嘔吐、意識障害があれば脳出血、くも膜下出血、または子癇発作と考えます。麻痺があれば脳出血と考えます。なので、痙攣があれば、麻痺は必ずチェックしましょう！この 3 行が今回一番大事なポイントです。

　では、これらのレッドフラッグ▞のうち、まず何から確認したらいいのでしょうか？

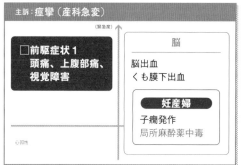

図5-5 主訴〈痙攣〉 上腹部痛や頭痛、視覚障害後の痙攣は HELLP 症候群に合併した子癇発作と脳出血を考える!

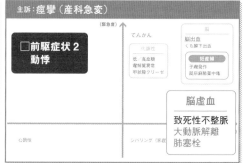

図5-6 主訴〈痙攣〉 動悸後の痙攣は致死性不整脈の可能性が高い。心停止なら蘇生開始! 突然発症の動悸では心電図をとる!

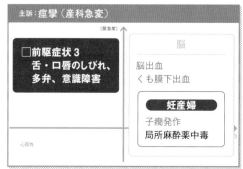

図5-7 主訴〈痙攣〉 局所麻酔薬使用中にしびれや多弁、意識障害が起これば局所麻酔薬中毒を考え対処する!

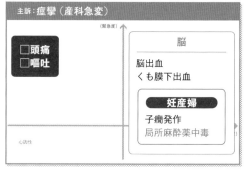

図5-8 主訴〈痙攣〉 痙攣前後の頭痛や嘔吐では、脳出血を考慮して神経所見(麻痺、瞳孔)をみる!

　以下に**レッドフラッグ**🚩と疾患の対応について、図で示します。**図5-5**から**図5-9**は特定の**レッドフラッグ**🚩が、どの疾患を示唆するかを示しています。まずは**レッドフラッグ**🚩が、急変時の観察項目として疾患の絞り込みに使えるというイメージを持ってください。

　まず**図5-5**です。痙攣が起こったときに、その患者において前駆症状が記録や会話で見られなかったかを確認するという使い方です。たとえば、前駆症状で上腹部痛があればHELLP 症候群を念頭に置いてバイタルサインを測定して医師に報告しましょう。HELLP 症候群は子癇発作と、高血圧からの脳出血合併を来すことがあります。HELLP 症候群なら治療法は妊娠終結です。また頭痛単独であっても、脳出血を考慮して神経学的所見を評価しましょう。主訴〈頭痛〉では脳出血が鑑別の筆頭に上がります(本章3を参照)。**図5-6**から**図5-9**にも**レッドフラッグ**🚩と鑑別疾患について対比を示しましたので、イメージを作ってください。

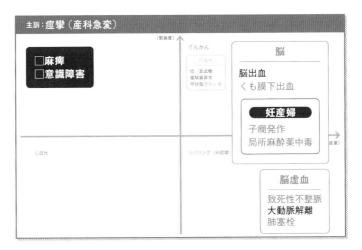

図5-9 主訴〈痙攣〉　意識障害と麻痺があれば、脳出血と大動脈解離を考える。
くも膜下出血は通常麻痺を来さないことに注意。てんかん発作後一過性麻痺を呈することもある。

今回は前駆症状という枠組みを示しました。妊産婦を評価するときに、あらかじめ危険な前駆症状を知り、初発症状を見過ごさないことが、救命につながります。

局所麻酔薬中毒の症状 [13)]
局所麻酔薬中毒の初期症状の 4 分の 3 は使用後 5 分以内に出現する。
初期：大脳皮質の抑制系の遮断に伴う刺激症状
　舌・口唇のしびれ、金属様の味覚、多弁、ろれつ困難、興奮、めまい、視力・聴力障害、ふらつき、痙攣など

⬇

その後：興奮経路の遮断が生じると、抑制症状
　せん妄、意識消失、呼吸停止など

6 主訴〈腹痛〉

もっちー

昨日、丘からクジラが見えたよ！

えー！ 屋久島では2月にクジラが見えるんですか？

つぼみ

話には聞いていたんだけどね。海岸が見渡せるところから眺めていて、ほかの波とはなんだか違うところがあるなと思って、そのまま注目していたら、潮吹きがプシュと見えたの。「いた！ いた！」とその辺りを見ていたら、大ジャンプ！ バッシャーン！ 巨大な泡の塊が10秒くらい見えていたよ！

いいですね！ 初めに「何かいるな」という気配を見つけるのが大事なんですね！ 陣痛って波に似ているんですよ。寄せては引いて、だんだん大きな海の波（陣痛）になるんですよね。

さくら

そうなの！ 産科の現場でたとえたら、海の波（陣痛）に変化があったら、クジラ（産科急変）がいるはずだ！と思って、見逃さないように注意深く波を観察することが大事ですね。

産婦人科医の頭の中は？

　今回は主訴〈腹痛〉です。産科では最もよく出会う主訴ですね！ <u>妊産婦の腹痛という、産科スタッフの全員が出会う主訴だからこそ、一人ひとりの妊産婦で正常の腹痛なのか病的腹痛なのかを見極めなくてはなりません。日々鑑別が必要というわけです。</u>

　では早速、妊産婦があなたの目の前で腹痛を訴えたと想定して、「二次元鑑別シート」（図6-1）に思い付く鑑別疾患を挙げてみましょう。余力があれば**レッドフラッグ**🚩（急変時の観察項目）も含めて5分間で書いてみましょう。時間のない方は、10秒でもいいので、鑑別疾患を思い浮かべてから先へ進んでください。

　図6-1は頭の中の引き出し（二次元鑑別シート）の説明です（詳細は本章1を参照）。図6-2は妊産婦の主訴〈腹痛〉で何を考えるか、産婦人科医の頭の中を見たものです。J-MELSベーシックコースのインストラクター10人にお願いして、各自5分間で二次元鑑

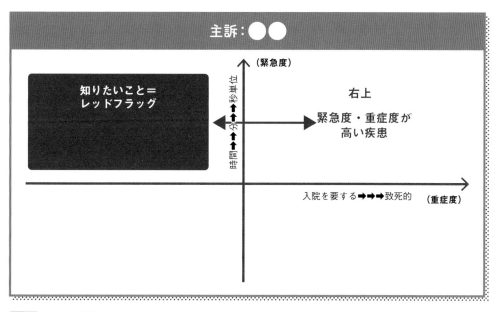

図6-1 二次元鑑別シート

救急で大切な2つの軸（緊急度・重症度）で4分割し、主訴ごとに鑑別疾患を書くシート。中央の目安は、重症度の場合は「入院が必要」、緊急度の場合は「直ちに治療介入が必要」。二次元鑑別シートの「右上」は緊急度・重症度ともに高い疾患、すなわち救急で見逃してはいけない疾患として視覚的に把握できる。各象限内での位置関係は問わないこととする。二次元シートの「左上」にくる疾患はあまりないので、ここにはレッドフラッグ🏳（急変時の観察項目。危険信号、見逃してはいけない疾患を示す症状や所見）を書く。

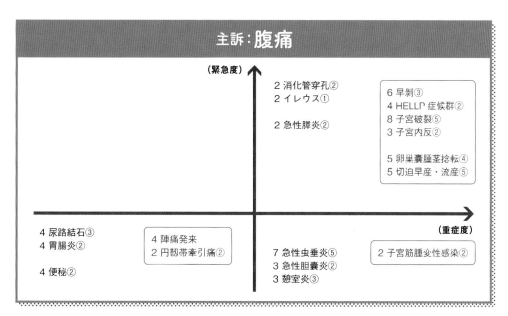

図6-2 主訴〈腹痛〉：産婦人科医の頭の中（J-MELSベーシックコースのインストラクター10人の集計）

疾患名の左側の数字は記載した人数（2人以上が挙げた疾患を記す）、疾患名の右側の数字はその疾患を経験した医師数を示す（10人中）。赤字の疾患は、成人の救急搬送症例で救急医が平素想定していない疾患である。
早剝：常位胎盤早期剝離

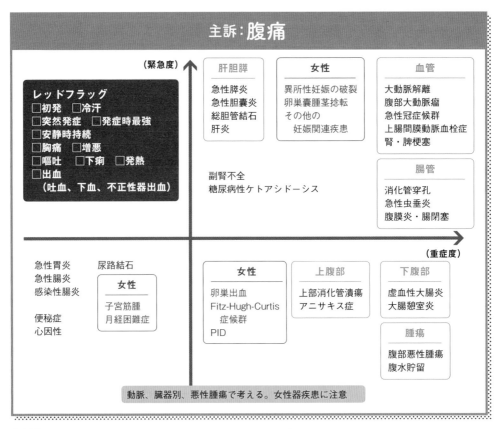

図6-3 主訴〈腹痛〉の二次元鑑別リスト（救急医の頭の中）（文献3より改変転載）

成人の内因性救急搬送の主訴〈腹痛〉で救急医が教育用に考えた鑑別疾患のリスト。外傷や小児患者では特殊な疾患もあるので、「成人の疾病（非外傷）の救急搬送で何を考えるか」という設定で教育用に考えた。女性特有の疾患を赤字で記す。
Fitz-Hugh-Curtis 症候群：クラミジアによる骨盤内感染症に肝周囲炎を合併する症候群
PID：pelvic inflammatory disease（骨盤内炎症性疾患）。卵管を含めた子宮付属器・骨盤腹膜における炎症性疾患の総称
上記2疾患は急性発症ではないが、見落としてはいけない疾患なので記載した。

別シート（図6-1）に記入してもらったものを集計しました。緊急度・重症度が高い右上の象限（枠）の中の疾患名を軽く眺めてください。多くの鑑別疾患が挙がっていますが、半数以上の先生が挙げたのは、常位胎盤早期剝離（早剝）、子宮破裂、卵巣嚢腫茎捻転、切迫早産・流産、急性虫垂炎だけでした。産科の先生方からもっと多くの疾患が挙がるかと思っていましたが、産科の現場で鑑別すべき疾患はそう多くないらしいと分かりました。

救急医の頭の中は？

明らかな外傷のない成人の主訴〈腹痛〉での救急医の頭の中を記します（図6-3）[3]。

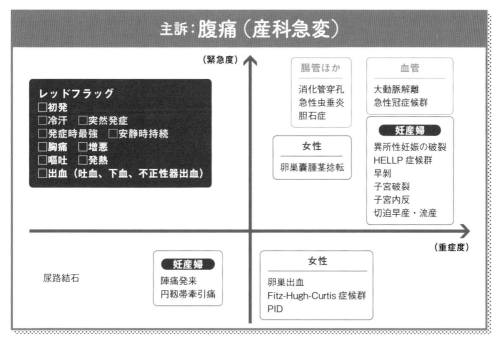

図6-4 産科急変　主訴〈腹痛〉の二次元鑑別リスト
成人版の二次元鑑別リスト（**図6-3**）から、若年女性に、時間単位で症状が出現する疾患を厳選し、妊産婦特有の疾患を追加したもの。黄文字の**レッドフラッグ**▶は鑑別に特に有用なもの。

腹部には複数の臓器があるため、主訴〈腹痛〉の鑑別疾患も非常に多くなります。そんな中で救急医が右上の疾患群（小引き出し）として念頭に置くのは、動脈と腸管が裂ける、ねじれる、または詰まる疾患群です。それらを示唆する**レッドフラッグ**▶には、**突然発症、安静時持続**が当てはまります。疾患群の小引き出しとしてはそのほかに、実質臓器（腸管や肝胆膵）の疾患、女性特有の疾患、およびそれ以外が挙げられます。女性特有の疾患の中の「その他の妊娠関連疾患」という枠組みは産科スタッフにとっては大ざっぱに見えるかもしれません。しかし救急医は普段、限られた時間で迅速に鑑別し、治療方針を立てなくてはいけないので、「女性」の小引き出しの中に「妊娠関連疾患」として圧縮しておいて、妊娠判明後、必要なときに開封すればよいという考え方です。

産科救急での鑑別疾患は？

図6-4は産科急変時の主訴〈腹痛〉の二次元鑑別リストです。

　成人版の二次元鑑別リストから、時間単位で症状が出現する疾患を厳選しました。産科急変では今まで安定して見えた妊産婦が急変したという想定で、若い女性に起こりにくい

疾患を除きました。そして図6-2から妊産婦特有の疾患を独立した小引き出しとしてまとめました。

　鑑別のポイントは、産科疾患以外の致死的な疾患（大動脈解離、急性冠症候群）と手術適応となり得る疾患（急性虫垂炎、消化管穿孔、時に胆石症）を見逃さないということです。妊婦は1〜3%の確率で妊娠中に何らかの手術を受けるとされていますが[14]、胆石症は妊婦に合併する消化器外科疾患において、急性虫垂炎に次いで多いとされています[15]。

レッドフラッグ確認の優先順位は？

　レッドフラッグ🚩のうち、**冷汗、突然発症、発症時最強、安静時持続**があれば大動脈解離、早剥、子宮破裂、子宮内反を考えます。胆石症、尿路結石もこれらの症状を示し、現場で早剥と鑑別がつかないこともあります。その場合はオーバートリアージ（重い疾患として評価する）で高次施設への転送を選択すればよいのです。やってはいけないのが、アンダートリアージ（軽い疾患として評価すること）です。

　では、これらの**レッドフラッグ**🚩のうち、まず何から確認したらいいのでしょうか？

　図6-5から図6-9は特定の**レッドフラッグ**🚩が、どの疾患を示唆するかを示しています。まずは**レッドフラッグ**🚩が、急変時の観察項目として疾患の絞り込みに使えるというイメージを持ってください。もちろん個々で症状の差もあるので、この対比と異なる場合もありますが、自分のイメージを持つことが大切です。陣痛発来後に妊婦は、腹痛、冷汗、さらに呼吸困難も呈することはよくあります。その中で、病的な症状をどう判断するかは、妊産婦に一番寄り添う助産師にかかっています！　患者の急変を早期に感知するために、上記の**レッドフラッグ**🚩を見極める目を鍛えていきましょう。医師とスタッフが**レッドフラッグ**🚩を共通認識して活用すれば、「変化を見逃さない」から一歩進んで、「変化を見つけにいく！」という現場改革につながると思います。

　また主訴〈腹痛〉で致死的な疾患は出血が原因となることが多いので、バイタルサインの継時的な変化も要注意です！　**出血時のバイタルサインは、まず生理的代償として頻脈が一般的で、その後代償が破綻して血圧低下に至ります（ただし激痛時は迷走神経反射で一過性徐脈となることもある）**。妊産婦の急変を感知したら何が起こっているのか考え、速やかに医師に報告し、同時にそれ以外の観察項目も評価していくということが大切です。

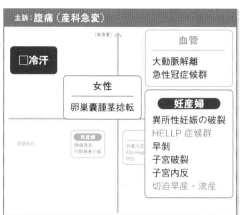

図6-5 主訴〈腹痛〉 冷汗は右上疾患のことが多い。触りながら情報を得よう！

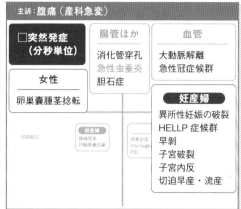

図6-6 主訴〈腹痛〉 突然発症は拾い上げに有効。しかし陣痛中の痛みの変化としての出現もあるので注意！

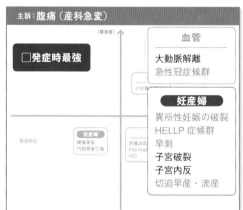

図6-7 主訴〈腹痛〉 発症時最強は破ける疾患と子宮内反が該当する。出血と虚血の病態は経過で増悪する。

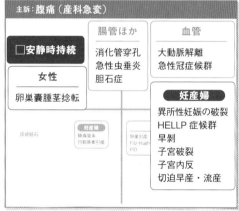

図6-8 主訴〈腹痛〉 安静時持続は右上と右下の疾患を示すので確認すべきである。

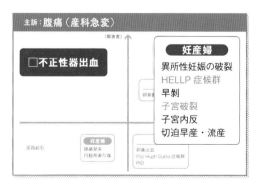

図6-9 主訴〈腹痛〉 早剥でも胎盤後血腫（内出血）の場合は外出血が少ないので注意！

6

主訴〈腹痛〉

尿路結石の特徴：間欠的腹痛

尿管の蠕動運動に起因して間欠痛を呈するのが特徴である。側腹部痛・腰痛のときもある。

「尿路結石症診療ガイドライン」より妊婦が症候性尿路結石を呈する頻度は妊娠250～2,000 例に 1 例との報告がある[16]。時期としては妊娠第 2 三半期と第 3 三半期で発症の 80～90% を占める。なお、妊娠による生理的水腎症は、妊娠 20 週からはほとんどの妊婦に見られるので総合的に診断することが大切である。検査の第一選択は腹部超音波である。

最後に症例を提示します。

症例

20 代の初産婦。妊娠初期より定期的に妊婦健診を受けていた。妊娠 34 週の健診で血圧 140/85mmHg、尿蛋白（＋）であった。妊娠 36 週に血圧 165/105mmHg、尿蛋白（3 ＋）となり管理入院となった。硫酸マグネシウムの点滴とメチルドパの内服を開始したが、血圧は 180/100mmHg 台を推移した。同日夜に心窩部痛の訴えがあった。

[「母体安全への提言 2014」提言 2 事例 2 より] [17]

心窩部痛を主訴〈胸痛〉で考えるか、主訴〈腹痛〉で考えるか、悩みます！

どちらの主訴でも緊急性が最も高いのは、血管病変（疾患としては大動脈解離、急性冠症候群、肺塞栓症）なので、まず血管病変を示唆するレッドフラッグ🚩である、突然発症、安静時持続、冷汗を確認します（本章 4 を参照）。

 さすが、さくらさん！ 現病歴からは突然発症がありそうですね！ ほかに胸痛、背部痛、頸部痛はなかったか、速やかに聞き取りましょう。この症例では、図 6-4 の産科急変の二次元鑑別リストのレッドフラッグ🚩項目、腹痛増悪、嘔吐、発熱、出血（吐血、下血、不正性器出血）

は、いずれもなしでした。主訴〈腹痛〉のリストでは、突然発症であれば血管病変のほかに、腸管では消化管穿孔、胆石症、ほかにも妊産婦特有の疾患として HELLP 症候群、早剥、子宮破裂、子宮内反……と多くの疾患がリストに残ります（図6-6）。陣痛はなく子宮破裂ではなく、出産後でないので子宮内反を来す病態でもないため、これらは除外できます。

うーん。腹痛は鑑別疾患が多過ぎて大変ですね。

初めに妊娠経過で高血圧増悪と尿蛋白陽性なら、もう HELLP 症候群と診断していいと思うのですが？

 鑑別疾患の筆頭は HELLP 症候群だけど、初めに患者背景から HELLP 症候群と決めつけると血管病変を見逃すこともあるので気を付けましょう！このように、レッドフラッグ🚩と患者背景を使って迅速に評価し、見逃してはいけない疾患を除外して診断に至るのが臨床推論です。

　症例のその後の経過です。心窩部痛を訴えた際の血液検査で、血小板低値、AST、ALT、LDH の上昇を認め、HELLP 症候群の診断で、緊急帝王切開術にて 2,150g の女児を分娩しました。術後も硫酸マグネシウムの点滴静注を継続しましたが、血圧は 180/100mmHg を推移。帝王切開術の 4 時間後に突然の意識消失と痙攣が出現し、頭部 CT で右脳室内出血を認め、脳外科で緊急開頭血腫除去術と脳室ドレナージを施行されましたが、術後 11 日に死亡確認となりました[17]。降圧できていれば脳出血の合併は防げたはずです。

　妊産婦を守るために合併症を知り、積極的な管理を行いましょう。

 提言 2「HELLP 症候群の管理では母体の重篤な合併症を念頭に置き、積極的管理（硫酸マグネシウム投与、降圧療法、ステロイド投与）を行う」（2014 年）[17]

　日本では妊娠中は血圧 140〜160/90〜110mmHg 未満、分娩後は 140/90mmHg 未満が推奨されている。

7 主訴〈意識障害〉〈心肺停止〉

もっちー

意識障害の妊産婦さんに出会うことはありますか?

お産後に疲れてぐったり眠る方は多いですが、呼べばちゃんと返事がありますし、意識が悪いと思ったことはありません。

つぼみ

そもそも〈意識障害〉や〈心肺停止〉は患者が訴える内容ではないですよね? それでも主訴というのですか?

さくら

さすが、さくらさん。するどい! 確かにこれまでの主訴は患者の訴えでしたが、本人が訴えられないときは、他覚所見で一番意味のあるものが主訴となります。

今日は〈意識障害〉と〈心肺停止〉を同時に勉強するのですか?

意識障害だと思って観察していたが、実は心肺停止だったという報告例があるので、説明しておこうと思いました。

J-MELS ベーシックコースを受けたときに、コースの中で心肺停止かどうか宣言するのがすごく怖くて、難しかったです。

そうですね。実は救急医も、時には頸動脈触知の有無で迷うことがあります。迷うなら、「脈なし!」と宣言して心肺蘇生を開始するのです。今回は、主訴〈意識障害〉そして、後半で〈心肺停止〉について解説します。主訴〈意識障害〉は奥が深く、これだけで1冊の本が出ているほどです。この項では産科で、今まで安定していた妊産婦さんの意識が悪くなったという状況での鑑別について考えてみましょう。

救急医の頭の中は？

意識障害とは、意識が清明でないことです。意識清明とは、見当識が全て保たれていること（時；日付が言える、人；他者を認識できる、場所；どこにいるか分かる）です。意識障害には、軽いものから昏睡まで、さまざまな程度があります。

救急では主訴〈意識障害〉は多いです。救急医は患者到着前に、救急隊からの情報、意識レベルと患者背景（基礎疾患や、倒れていた状況など）から意識障害の原因の見当をつけて、採血項目やその他の検査予定を考えます。主訴〈意識障害〉で、例えば糖尿病既往があり簡易血糖測定で低血糖だったとしても、その背景に「一人暮らしで3日分の新聞が新聞受けに溜まっていた」という情報があれば、3日前に脳梗塞で倒れ、脱水症も合併しているかもしれないと推測し、検査を追加します。妊産婦での急変の場合、ここまで複雑にはならないと思います。でも妊産婦の主訴〈意識障害〉の原因は、いずれも緊急度・重症度が高い疾患なので、秒単位で情報を集めなくてはいけません。〈意識障害〉の鑑別疾患として、表7-1の記憶法が知られています。これも、あらかじめ脳の中に鑑別疾患のリストを持っておく方法の一つです。産科急変で起こり得る疾患について、表7-1の中の鑑別疾患に色を付けて示しましたので、そこを見てください。また、右の欄にはその疾患を来し得る妊産婦の背景を記しました。

産科急変での鑑別疾患は？

産科急変で、主訴〈意識障害〉の鑑別には、**レッドフラッグ**🏴**突然発症**が鍵になります。

- 秒単位の発症：脳（痙攣を伴わないてんかん発作）、血管性（脳出血、くも膜下出血、不整脈など）
- 分単位で増悪：低酸素、産科麻酔での局所麻酔薬中毒
- 時間単位で進行：ショック（大量出血・感染症）、低血糖

このように、目安ですが、かなり絞れます。ただし、変化の始まりを感知できないと、突然発症の判断ができないので注意してください。大事なのは、意識障害が進行してから気付くのではなく、妊産婦に何かしら変化があれば、その時点からバイタルサインを頻回にモニターし、経過を注意深く観察することです。そうすれば、急変の初期、まだ会話ができるときに、**呼吸困難**、**頭痛**、**胸痛**、**腹痛**、**痺れ**や**麻痺**などの**レッドフラッグ**🏴を聞き取ることができるというわけです。

あとは意識がなくても、バイタルサインが語ってくれます。突然の血圧上昇は脳血管障

表7-1 意識障害の鑑別 AIUEOTIPS（アイウエオチップス）

		疾患名	産科急変時の背景
A	alcohol	急性アルコール中毒	
I	insulin	低血糖・高血糖	糖尿病既往
U	uremia	尿毒症	
E	electrolytes	電解質異常	
	endocrine	内分泌異常	
	encephalopathy	脳症（高血圧性・肝性など）	
O	opiate	鎮痛薬	産科麻酔
	oxygen	低酸素	大量出血、気道トラブル
	overdose	薬物過量内服	
T	trauma	頭部外傷	
	toxin	中毒	
	temperature	低体温・高体温	
I	infection	感染症（髄膜炎・脳炎・敗血症）	発熱、意識レベルの増悪
P	psychiatoric	精神疾患	
	porphyria	ポルフィリア	
S	shock	ショック	大量出血・DIC・感染症
	seizure	痙攣	てんかん発作・弛緩発作
	stroke	（脳卒中）脳出血・脳梗塞	高血圧、麻痺
	SAH	くも膜下出血	高血圧
	syncope	失神	不整脈

■産科急変時の鑑別疾患
AIUEOTIPS の鑑別疾患リストを示す。産科急変で該当する疾患の欄に色を付けて示し、その主な背景を右欄に記載した。産科急変の設定として、それまで安定していた妊産婦が数時間以内の変化で意識障害を来したときを想定している。

害を示唆します。また高血圧＋徐脈（クッシング徴候）は頭蓋内圧が高いことを示唆し、脳出血の検索が必要です。また、意識がなくても、麻痺や瞳孔の左右差を見ることはできます。診察の実際は J-MELS ベーシックコースの実技で習うことができます。麻痺があれば、脳出血と考えて対応できる施設へ搬送を急ぎましょう。

産科急変での対応は？

　普段見慣れない主訴〈意識障害〉は難しく感じるかもしれませんが、初期対応は共通しています。「急変時はまずは OMI をする！」です [18]。OMI は、Oxygen；酸素投与、Monitor；バイタルサインの測定、IV route；静脈路確保です。また生命維持のサイクルとして A（気道）、B（換気・呼吸）、C（循環）、D（脳の活動）が知られています [18]。ABCD どれか 1 つがダメになっても連動して生命維持のサイクルが破綻してしまうので、速やかな治療介入が必要です。具体的には、舌根が落ちているようなら、枕を取って頭部後屈位にする。酸素投与、必要ならバックバルブマスクを用いた用手換気を行う。大量出血ならば、細胞外液を全開で点滴する、などです。そして何より大切なのは、初期対応を行いながら、根治治療のために転送の判断をするということです。

　意識レベルの評価では、AVPU が簡易的に使用されます（**表7-2**）。JCS は救急隊員や病院で使用されています（**表7-3**）。産科急変時は厳密に言えなくても、どんな刺激で反

表7-2 意識レベル評価（AVPU）

A	Alert	意識清明
V	Verbal response	呼びかけに反応
P	Pain response	痛み刺激に反応
U	Unresponsive	刺激に反応なし

表7-3 Japan Coma Scale（JCS）

Ⅰ. 刺激しないでも覚醒している状態

　0. 意識清明

　1. 見当識は保たれているが、いまひとつはっきりしない

　2. 見当識障害がある

　3. 自分の名前・生年月日が言えない

Ⅱ. 刺激すると覚醒する状態

　10. 普通の呼びかけで容易に開眼する

　20. 大きな声または身体を揺さぶることにより開眼する

　30. 痛み刺激を加えつつ、呼びかけを続けるとかろうじて開眼する

Ⅲ. 刺激をしても覚醒しない状態

　100. 痛み刺激に対し、払いのけるような動作をする

　200. 痛み刺激で少し手足を動かしたり顔をしかめる

　300. 痛み刺激にまったく反応しない

7

主訴〈意識障害〉〈心肺停止〉

応するか（開眼、発語や動きがあるかなど）を伝えれば大丈夫です。救急で仕事をしていると、「静かな人ほど危ない」という実感があります。痛みその他、苦痛が強すぎると、本人はその症状に耐えるのがやっとで、医療者に訴えることすらできず、じっと耐える状態になるのです。加えて意識障害があると、もはや自分から訴えることはできません。妊産婦に寄り添うあなたが、変化を一番に感知してください！

〈心肺停止〉の判断について：最後に救急医が伝えたいこと

　「意識障害で呼びかけや痛み刺激にも反応がなかったが、呼吸があったので観察していたが、実は心肺停止だった」という報告例があります（2章1、p.76を参照）。鍵は「呼吸」です。呼吸があっても普段と違う、死戦期呼吸（心停止後に見られる、しゃくりあげるような顎の動き）を見たら、心肺停止と判断しなければ救命できません。心肺停止でも、心電図モニターで正常な心電図が見えるときがあります。これは心臓の電気的な収縮を拾っている場合です（PEA：無脈性電気活動）。妊産婦の反応がないときに大事なのは、モニター画面を見ることではなく、患者の頸動脈が触れるかどうかを確認することです。触知ができない、または自信がないときは、勇気を持って心肺停止を宣言し、心肺蘇生を開始しましょう。いざというときのために、シミュレーションを用いたトレーニングをどうぞ活用してください。

　以上、1章ではレッドフラッグを活用した、急変時の臨床推論について解説してきました。続いて、2章の症例集でレッドフラッグを使いこなして、妊産婦の急変を感知するトレーニングを行いましょう！

第1章 引用・参考文献

1) 日本産婦人科医会，妊産婦死亡症例検討評価委員会．"妊産婦死亡報告事業で事例収集と症例検討の状況について：2010〜2019 年に報告され、事例検討を修了した 390 例の解析結果"．母体安全への提言 2018．Vol. 9, 8-28.

2) 大関親．新しい時代の安全管理のすべて．東京，中央労働災害防止協会，2014，932p.

3) 望月礼子．エマージェンシー臨床推論．東京，日経 BP 社，2019，232p.

4) 橋井康二．総論：母体急変時に動ける助産師になろう！（特集：必修！母体急変時の初期対応　J-CIMELS シミュレーション教育準拠）．ペリネイタルケア．37（11），2018，1013-7.

5) 橋井康二，山畑佳篤．"前期破水後の不隠な妊婦"．産婦人科必修 母体急変時の初期対応．第 3 版．日本母体救命システム普及協議会／京都産婦人科救急診療研究会編．大阪，メディカ出版，2020，136-9.

6) 橋井康二，山畑佳篤．"意識障害と痙攣：HELLP 症候群"．前掲書 5．177.

7) 前掲書 1．"提言 1"．33-9.

8) Silvestri MT, et al. Morbidity of appendectomy and cholecystectomy in pregnant and nonpregnant women. Obstet Gynecol. 118（6），2011, 1261-70.

9) 日本産婦人科医会，妊産婦死亡症例検討評価委員会．"提言 1"．母体安全への提言 2017．Vol. 8，25-7.

10) 鈴木崇生．"神経学的所見の取り方"．前掲書 5．308.

11) TBS ドラマ「コウノドリ」第 6 話.

12) 橋井康二．"痙攣への対応"．前掲書 5．182-3.

13) 日本麻酔科学会．局所麻酔薬中毒への対応プラクティカルガイド．2017 年 6 月制定．https://anesth.or.jp/files/pdf/practical_localanesthesia.pdf

14) Steinberg, ES., Santos, AC. Surgical anesthesia during pregnancy. Int. Anesthesiol. Clin. 28（1），1990, 58-66.

15) 小池大助ほか．頻発する疝痛発作のため手術を選択した妊娠中期胆嚢結石症の 1 例．日本臨床外科学会雑誌．74（11），2013，3160-3.

16) 日本泌尿器科学会，日本泌尿器内視鏡学会，日本尿路結石症学会．尿路結石症診療ガイドライン．第 2 版．東京，金原出版，136p.

17) 妊産婦死亡症例検討評価委員会，日本産婦人科医会．"提言 2"．母体安全への提言 2014．23-9.

18) 山畑佳篤．"急変対応の ABC"．前掲書 5．2-14.

第2章

産科
エマージェンシー
臨床推論
ケーススタディ

第2章は症例問題形式です。主に「母体安全への提言」から引用しました。
数行ずつ質問事項を考えながら読み進めてください。
特にどの段階で救急搬送するかも（院内なら他科コンサルト）
考えながら読み解いていきましょう。
各症例には提言も示し、さらに救急医からの
Take home messageも載せました。
では一緒に、救急脳を鍛えましょう！

「京都プロトコール」の搬送基準
以下のとき、危機的状況として高次医療機関への搬送を提唱しています。
● 意識レベル低下（痛み刺激で開眼しない）
● SI＞1かつ出血持続
● SI＞1.5
● SpO$_2$＜95%（room air）
● 頻呼吸／努力呼吸

$$SI（ショックインデックス）＝\frac{心拍数}{収縮期血圧}$$

妊婦の場合の推定出血量　SI：1は約1.5L、SI：1.5は約2.5L

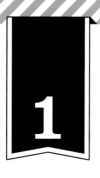

前期破水で入院管理中。GBS（＋）で抗菌薬投与中に息苦しさを訴えた

主訴〈呼吸困難〉

症例

　30代、初産婦。既往歴なし、アレルギー歴なし。妊娠37週4日に前期破水で入院した。以前の外来検査での腟内細菌培養でGBS（＋）であったため、抗菌薬（ビクシリン®）を点滴した。開始時のバイタルサインは血圧110/70mmHg、脈拍76/分、呼吸数20回/分、SpO_2 97%であった。ビクシリン®を投与開始10分後に、本人が息苦しさを訴え、家族がコールし、看護師が呼ばれた。

Q1 レッドフラッグ🚩は何か？
Q2 まず何をするか？

　やや不穏な状態で、呼吸も苦しそうにしていたため、医師に報告した。バイタルサインは血圧98/70mmHg、脈拍95/分、呼吸数24回/分、SpO_2 95%であった。5分後、医師が訪室した。

不穏、ショックインデックス（SI）＞1
救急搬送をしてもよい。

　本人の息苦しさは次第に増悪し、大声で呼びかけないと開眼しない状態になった。顔面の発赤腫脹と上肢の膨疹を認めた。バイタルサインは血圧80/60mmHg、脈拍125/分、呼吸数30回/分、SpO_2 92%となった。

Q3　今後の対応は？

診断がつかなくても、危機的状況（SI > 1.5、SpO_2 < 95%）より救急搬送！

1

主訴〈呼吸困難〉

　医師は薬剤アレルギーと判断し、ビクシリン®の点滴を止めて、ステロイドの投与を開始した。意識はますます低下し、呼吸はあえぐような状態で、ヒューヒュー音が聞こえるようになった。その後、自発呼吸を認めなくなったため、バッグバルブマスク換気を開始した。医師は頸動脈を触ったが、脈の有無の判断に自信が持てず時間を要した。血圧は測定不能となったが、モニター上、心電図波形は出ていたため、昇圧薬を投与し救急隊の到着を待った。救急隊到着時、心肺停止と判断され、心肺蘇生を行いながら大学病院へ搬送するも、蘇生に反応なく死亡確認となった。

[「母体急変時の初期対応 第2版」p.112〜5より][1]

Q4　「モニター上、心電図波形は出ていた」が心肺停止であった。どういうことか？

診断：アナフィラキシーショック

　急速な増悪で、アナフィラキシーショックへ移行した症例。救急車要請のタイミングの遅れと、心肺蘇生の開始の遅れが指摘された。自発呼吸がはっきりしなければ直ちに心肺蘇生を開始することが何よりも大切である。

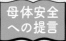提言 4「母体救命事例への適切な対応のために、救急医との連携について平時よりシミュレーションを行う」(2014 年)[2]

A1 突然発症、呼吸困難 → 主訴は〈呼吸困難〉、レッドフラッグ🚩は突然発症である。前期破水は羊水塞栓症の危険因子である。

A2 薬剤点滴後の急変のため、アナフィラキシーを考慮してまずは点滴を止める。第一印象で急変を感知したら応援（人）を呼ぶ。次にバイタルサインを確認しながら、ほかのレッドフラッグ🚩を評価する。

A3 不穏は脳への血流の低下を示唆する。直ちに救急要請する。診断はアナフィラキシーショックである。高濃度酸素投与、原因薬剤のラインを交換し、追加で 1 本太い点滴ルートを確保し（計 2 本、全開）、アドレナリン 0.3mg を大腿前面外側に筋注して救急隊を待つ[3]。

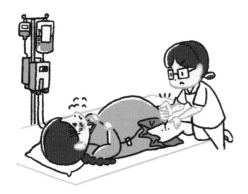

A4 心肺停止時にも、心電図波形がモニターで見えることがある。これは PEA（無脈性電気活動）と呼ばれ、字のとおり「脈は触知しないが、心臓の電気活動を拾っている状態」。頸動脈が触れないとき（触知したと自信を持てないとき）、心肺停止を宣言し、直ちに BLS を行う！（詳細は 1 章 7、p.68 を参照）

Take-home messages

1. 主訴〈呼吸困難〉として**突然発症**するもので見逃してはいけない疾患は、超緊急の疾患では肺塞栓症・羊水塞栓症とアナフィラキシーである。いずれも突然発症する疾患で、致死的となり得る。このうち膨疹を来すのはアナフィラキシーである。

2. アナフィラキシーで致死的となるのは、上気道狭窄またはショック（血圧低下）を呈した場合である。これらの所見があれば直ちに初期治療を開始し、全身管理医の対応へつなげる必要がある。ショックに至るような症例は、原因物質の曝露から20分以内に初期症状を呈することが多い。発症までの時間を確認することも大切である。

1

主訴〈呼吸困難〉

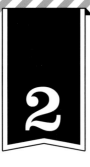

2 双胎妊娠、妊娠高血圧症候群。帝切による分娩後、呼吸困難や浮腫が増強

主訴〈呼吸困難〉

症例

30代、初産婦、双胎妊娠。妊娠29週に収縮期血圧140mmHg台と尿蛋白2.3g/日を認め、妊娠高血圧症候群と診断された。以降、血圧は境界域で推移したため経過観察されたが、妊娠35週に腎機能が悪化し、帝王切開で分娩した。術後、肺水腫を認め、3日間にわたり利尿薬を使用した。産後1週間、夜間に呼吸困難や浮腫が増強したため、利尿薬の内服を再開し、1週間分を持たせて退院とした。分娩後も持続した呼吸困難や浮腫は妊娠高血圧症候群による腎機能障害が原因と考えた。心機能評価は未施行であった。

Q1 レッドフラッグ🚩は何か？

 産後も症状増悪であれば、精査が必要である。

3週間後、全身浮腫、10kgの体重増加、呼吸苦、胸腹水貯留、心拡大と急性腎不全を認め、腎臓内科へ入院した。重度の心機能低下が判明し、周産期心筋症と診断された。

3カ月後、重症合併症が多発し、死亡が確認された。

［「母体安全への提言2018」提言2事例8より］[4]

Q2　どうすれば患者の行動が改善できたか？

診断：周産期心筋症

　妊娠高血圧症候群と多胎妊娠は、周産期心筋症の危険因子である。2010〜2019 年の解析済みの母体死亡のうち、周産期心筋症は 5 名であった。周産期心筋症の診断時の症状は、多い順に息切れ 80％、咳 80％、浮腫 37％、倦怠感 24％、動悸 20％、体重増加 16％であり、健常妊産婦が訴える「妊娠による生理的症状」とほぼ一致する。よって、症状が重篤になってからようやく病的異常を認識するため、診断の遅れがあった。日本における周産期心筋症患者の 6 割が、診断時には心肺停止もしくは最重症の心不全症状（NYHA class4：安静時にも症状が持続し、わずかな労作で症状が増悪する）の状態であった（**図1**）[4]。

2　主訴〈呼吸困難〉

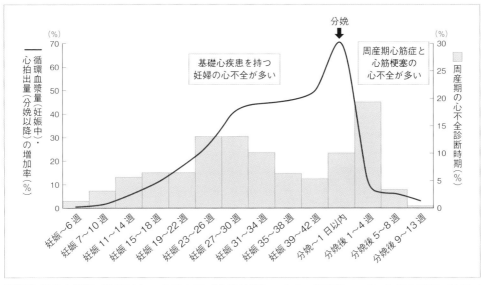

図1　循環血漿量（妊娠中）と心拍出量（分娩以降）の変化と周産期における心不全診断の時期が全体に占める割合（「母体安全への提言 2018」より）

母体の循環血漿量は、妊娠成立後から増加し始める。妊娠 20 週台には増加速度を増し、妊娠 30 週前後には、非妊娠時の約 1.5 倍になる。また、分娩後は子宮血管床にプーリングされていた約 1L の血液が心臓に還流する。分娩後もしばらくは循環血漿量増加の状態が続き、心拍出量が非妊娠時の状態に戻るまでには 4〜6 週間以上を有する（赤線）。

**母体安全
への提言** 提言2「致死的心血管合併症のリスクと好発時期を知り、
予防や早期診断を心がける」(2018年)

1) 合併症リスクを知る上で、家族歴や既往歴の聞き取りは重要である。
2) **息切れ・動悸・浮腫**は、正常妊産婦が訴える症状であると同時に、心血管合併
症の症状でもあることに留意する。
3) 心血管合併症の好発時期を知る。

A1 呼吸困難

夜間呼吸困難（臥位で増悪なら、起座呼吸。心不全の症
状である）

浮腫

増悪（増悪で退院だったのか？）

★双胎妊娠、妊娠高血圧症候群 → 周産期心筋症の危険
因子である。

A2 退院時に、次回受診の指標をしっかり伝えておけば、受診
につながったはずである。

**Take-home
messages**

1. 主訴〈呼吸困難〉で、周産期心筋症を見逃さないこと。浮腫と増悪があれば、心不全
を考慮して精査する（胸部エックス線、心エコー、BNP＊など）。増悪は Universal
red flag（どの主訴であっても危険な疾患を示唆する症状）[徳田安春先生提唱]。特
に重要なレッドフラッグ🚩である。
＊脳性ナトリウム利尿ペプチド：心不全の指標となるホルモン
2. 患者教育にも、レッドフラッグ🚩は使える。
（例）「息苦しさやむくみの悪化などの症状があればすぐに連絡してください」など。
患者が理解できる一般用語に置き換えることが大切である。「浮腫の増悪」ではなく、
「むくみの悪化や体重増加」など。正常妊娠でも体重増加はあるので、具体的な数値
（何kg以上の増加など）を出す方がよいと思われる。

3 不正性器出血で緊急帝切。呼吸苦を訴え、児娩出4分後に心肺停止

主訴〈呼吸困難〉

症例

　30代、1回経産婦、前回帝王切開。妊娠36週に不正性器出血があり、緊急帝王切開術を施行した。児娩出時より呼吸苦の訴えがあり、児娩出4分後に心肺停止を来した。

Q1　心肺停止前のレッドフラッグ🚩は何か？

　心肺停止なら原因検索の前にBLSを開始し、救急搬送！

Q2　まず何をするか？

　娩出30分後、エフェドリン10mgを静注した。娩出35分後、胸骨圧迫を開始した。その後、高次施設に搬送されたが心拍再開は見られなかった。

［「母体安全への提言2011」提言4 症例6より］[5]

診断：羊水塞栓症

　病理解剖にて診断された症例である。羊水塞栓症は心肺停止に至るまでの経過が早く、また分娩直前や直後に発症しており、分娩や児の対処に気をとられがちなので注意が必要である。この症例で大切なのは、診断をつけることではなく心肺停止を遅滞なく感知し、蘇生を行うことである。

母体安全への提言 提言4「羊水塞栓症に対する、初期治療に習熟する」（2011年）

　突然の呼吸困難、胸痛、激しい下腹部痛などの訴えや、チアノーゼ、痙攣、意識障害、ショック、胎児機能不全といった徴候は、重篤な状態に陥った、あるいは陥る直前のサインであることが多い。したがって、直ちに患者のバイタルサインを確認し、患者の重症度を評価しなければならない[5]。

A1 不正性器出血、突然発症、呼吸困難 → 主訴は〈呼吸困難〉、レッドフラッグ🏴は突然発症である。この時点で羊水塞栓症の可能性が高いと考え、心肺停止への移行に備える。

A2 心肺停止を認めたら、直ちに一次救命処置（BLS）を開始し、救急要請を行う。

Take-home messages

1. 心肺停止の判断に迷ったら勇気を持ってBLSを開始すること。判断の遅れは許されない。体動が出たら中止すればよい。

2. 心肺停止中は血圧やSpO$_2$モニターの数値は意味がない。モニター画面を見るのではなくBLSの質を評価しよう。なお、自己心拍再開の判断は頸動脈触知で行う。

3. 自己心拍が再開したら、速やかにバイタルサインを測定する。心拍再開後も再度心停止に陥る可能性が高いため、自動体外式除細動器（AED）のパッドは貼ったままにしておく。心原性の心肺停止の可能性もあるため、速やかに12誘導心電図を施行する。

4 重症妊娠悪阻のため安静中。右胸痛を自覚し受診したが、自制内のため経過観察

主訴〈胸痛〉

症例

30代、初産婦。妊娠10週より重症妊娠悪阻のため、自宅で安静に過ごしていた。妊娠14週に右胸痛を自覚し、産婦人科を受診した。疼痛は自制内で、心拍数、血圧、SpO₂に異常がないため経過観察となった。

Q1 レッドフラッグ🚩は何か？

 右胸痛は持続（自制内）している。救急搬送！

Q2 ほかに確認すべきレッドフラッグ🚩は？

受診2日後に自宅で倒れているところを夫に発見され、救急要請された。救急隊到着時は心肺停止状態であり、蘇生処置に反応せず、死亡確認となった。なお、胸痛で来院時の呼吸数は32回/分と看護記録にあった。

［「母体安全への提言 2017」提言1事例より］[6]

診断：肺塞栓症

来院時に頻呼吸を認識して集学的治療が行えたら救命できた可能性もあった。

【本症例で行うべき検査】

・心電図

・心エコー

・肺塞栓症が除外できない状況であれば、造影 CT で精査が必要である（深部静脈血栓症・肺塞栓症の評価）。

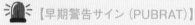

母体安全への提言 提言 1「母体急変の前兆としての呼吸数の変化を見逃さない」（2017 年）

妊娠中の呼吸数の異常値の基準は、呼吸数 15 回 / 分以下、または 25 回 / 分以上である。

【早期警告サイン（PUBRAT）】

急変を的確に発見するためのスコアリングシステムである。 **表1** の基準を 2 つ以上満たすとき、もしくは状態が懸念されるときは、専門チーム（Rapid Response Team；RRT）をコールする[6]。

表1 早期警告サイン（PUBRAT）

心拍数	100/ 分以上、51/ 分以下
SpO$_2$	95%≧
時間尿量	0.5mL/kg/ 時未満
収縮期血圧	140mmHg 以上、101mmHg 以下
拡張期血圧	90mmHg 以上
呼吸数	**15 回 / 分以下、または 25 回 / 分以上**＊
意識レベル	JCS1 桁を超える
体温	38℃以上

＊非妊娠時は呼吸数 10 回 / 分以下、または 25 回 / 分以下であるが、妊娠中は生理学的な変化によって呼吸数は増加するため呼吸数の基準を改定してある。
※数値は「母体安全への提言」に従った。

A1　安静時持続。「疼痛は自制内」は症状消失ではないということである。

A2　突然発症（秒・分単位）、増悪、呼吸困難

Take-home messages

1. 呼吸数は、急変を感知するために大切な指標である。
2. 主訴〈胸痛〉で**突然発症**なら急性心筋梗塞、肺塞栓症、羊水塞栓症、自然気胸を考慮する。産科単科では対応できないため、救急要請を考慮する。
   ・肺塞栓症：採血（D-dimer）、心エコー（右心系拡大）、下腿の痛みの有無を確認する。ただし、上記3つの優位な所見がなくても、**突然発症の胸痛**、**安静時持続**で、他の胸痛を来す疾患が該当しなければ、肺塞栓症の可能性が高まる。
   ・自然気胸：呼吸音の左右差、深吸気で増悪する胸痛が特徴である。

4

主訴〈胸痛〉

5 BMI 33 の肥満妊婦、両下肢腓腹筋の疼痛あり。突然の胸痛を訴えて意識消失

主訴〈胸痛〉〈一過性意識消失〉

症例

　20 代、3 回経産婦、BMI 33 の肥満。姉に深部静脈血栓症 (DVT) で治療歴あり。妊娠 11 週から両下肢腓腹筋の疼痛があり、肉離れだと思っていた。妊娠14 週、突然胸痛を訴え、その後、意識消失した。かかりつけ医を受診したが、受診時には意識は回復していた。

Q1 レッドフラッグ🚩は何か？

 胸痛＋意識消失＝直ちに救急搬送！

　虚血性心疾患が疑われ母体搬送された。SpO_2 は 94％であった。造影 CT にて両側主肺動脈に巨大な血栓を認めた。ただちにヘパリンを投与し、カテーテルにて血栓除去、ウロキナーゼによる血栓融解を試みた。施行中、次第に右室拡大と左室狭小化が進行し、代謝性アシドーシスに至り、蘇生処置に反応せず死亡確認となった。

[「母体安全への提言 2011」提言 5 症例 8 より][7]

診断：肺血栓塞栓症

　2010〜2019 年の統計によると、肺血栓塞栓症による妊産婦死亡は 29 人である[8]。初発症状出現後の診断および治療はスムーズであり、標準的な医療が行われている。本症例は姉に深部静脈血栓による治療歴があるため、家族性の血栓素因に関して検索を行うことを考慮したり、肥満による血栓ハイリスクであるため、妊娠初期からの脱水予防や弾性ストッキングなどによる予防が可能であった。

母体安全への提言　提言 5「肺血栓塞栓症の診断・治療に習熟する」(2011 年)

　妊娠初期発症、特に妊娠悪阻妊婦（脱水傾向から）の死亡例も散見される。
　最も大切なことは、注意深い臨床症状の観察である。肺塞栓症で最も多い症状は、**突然発症する胸痛と呼吸困難**であるが、軽い胸痛、息苦しさ、咳嗽から血痰やショックを伴い、**失神するものまで多様である**。早いものでは手術後 12〜24 時間に急速に発症することもあるが、術後の歩行開始後に発症することが多い。特に、ベッド上での体位変換、歩行開始、排便・排尿などが誘因となって肺塞栓症が発症することが多いので、動作時には注意が必要である[7]。

A1　両下腿後面の疼痛、疼痛持続、胸痛、一過性意識消失
　　　背景：深部静脈血栓症の家族歴、肥満

Take-home messages

1. 胸痛後の意識消失の鑑別疾患は、急性大動脈解離、急性冠症候群、肺塞栓症である。羊水塞栓症、周産期心筋症はこの週数では可能性が低いであろう。いずれの疾患も直ちに心肺停止に移行する可能性があり、速やかな救急要請が必要である。救急要請後に AED を近くに確保しておく。

2. 上記**レッドフラッグ**🚩は外来での妊婦教育にも使える。症状があるときは速やかに救急要請するよう伝えてほしい。

6 妊娠高血圧腎症の初産婦。分娩開始後から血圧上昇、軽度の頭痛

主訴〈頭痛〉

症例

　30代、初産婦。総合病院にて妊娠管理を受けており、妊娠37週まで異常はなかった。妊娠38週の血圧は140/90mmHg、尿蛋白（＋＋）。妊娠39週に陣痛が発来し入院した。入院時、子宮口開大2cm、血圧150/100mmHgであった。子宮口開大6cm時点での血圧は160/110mmHg、子宮口開大8cm時点での血圧は170/110mmHgであった。軽度の頭痛を訴え、傾眠傾向が見られた。

Q1 レッドフラッグ🚩は何か？

Q2 この時点で何を考えるか？ 何をするか？

 頭痛、意識障害なら救急搬送！

　子宮口全開大時の血圧は180/110mmHgであった。ニカルジピン投与の指示が出された。問いかけに対する反応は緩慢で、後に意識消失した。

 出血が広がって、さらに意識障害が増悪した状態である。まだ要請していなければ、遅くてもこの時点で救急搬送！

　　その後、吸引分娩にて児を分娩した。頭部 CT で右側頭葉、頭頂葉に出血を認めた。脳外科にて開頭減圧術を施行されたが、術後 CT では全脳虚血の状態であり、術後 6 日目に死亡となった。

[「母体安全への提言 2017」提言 4 事例 2 より] [9]

診断：脳出血

　　2010～2019 年の統計によると、くも膜下出血による妊産婦死亡は 11 名、脳出血では 12 名である [8]。これは、妊娠高血圧腎症の産婦の分娩中に脳出血が発症した症例である。来院時から全開大時まで血圧が継時的に上昇し、脳出血のハイリスク群である。少なくとも収縮期血圧 160mmHg 以上で硫酸マグネシウムやニカルジピンの投与を開始すべきだと考えられる。収縮期血圧 160mmHg で降圧を考慮することは米国産婦人科学会（ACOG）などのガイドラインにも明記されている。

6

主訴〈頭痛〉

母体安全への提言 提言 4「妊娠高血圧症候群（HDP）における脳卒中の発症を未然に防ぐ」（2017 年）

1. 妊娠高血圧腎症では入院管理を原則とする。
2. HDP の分娩中、収縮期血圧 160mmHg 以上はニカルジピンなどの持続静注により、積極的に降圧を図る。
3. Postpartum（特に産後 24 時間）には正常血圧を目標として、厳重な血圧管理を行う。

A1 突然発症の頭痛、傾眠傾向。バイタルサインで血圧上昇あり。

A2 脳出血がまず考えられる。血圧上昇・増悪があり、降圧開始を行うとともに、引き続きバイタルサインをモニターする。呼びかけで開眼が保持できなければ、意識障害である。頭痛後の意識障害なら、この時点で救急搬送を選択する。

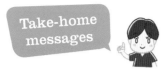

Take-home messages

1. 収縮期血圧 160mmHg 以上では降圧を開始する。

2. 降圧開始で満足せず、降圧が達成できているかモニターすることが大切である。降圧できないなら救急搬送！

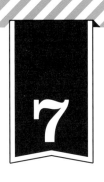

7 選択的帝切後、前頭部痛から意識レベルが急激に悪化

主訴〈頭痛〉

症例

　30代、経産婦。既往歴、妊婦健診に特記事項はなく、妊娠38週に産科有床診療所にて既往帝王切開のため選択的帝王切開術を施行した。総出血量1,000mLで、術後経過に特記すべきことなく順調に離床が進んだ。産褥3日目の夜、前頭部痛がありロキソニン®を内服したが、あまり軽快しなかった（血圧150/80mmHg）。授乳などは通常通りに行っていた。

Q1 レッドフラッグ🚩は何か？
Q2 ほかに確認すべきレッドフラッグ🚩は？

　産褥4日目、夜の定時巡回で繰り返し名前を呼ぶと、開眼と小さくうなずく返答が見られた。同時に右上下肢の運動麻痺を認めた。血圧140/70mmHg、脈拍60/分、SpO_2 98%（room air）、瞳孔左右差はなく、対光反射は見られた。眼振は認めなかった。転送先到着後、頭部CT検査で皮質下出血（脳出血）と診断された。意識レベルは急速に悪化し、治療介入をする余地もなく死亡確認となった。

[「母体安全への提言2018」提言1事例5より][10]

診断：脳出血

2010〜2019 年の統計によると、くも膜下出血による妊産婦死亡は 11 名、脳出血では 12 名である[8]。これは、産褥期に発症し、急速に増悪した脳出血症例である。意識障害の初発症状後、適切な対応が行われたが、その後に急激に増悪した。

母体安全への提言	提言 1 「妊産婦の意識障害を早期に認識し、全身状態の悪化に対応できるようにする」(2018 年)

A1 頭痛、安静時持続、血圧上昇？（平素血圧との比較が必要）

A2 初発、突然発症、増悪、嘔気、意識障害、麻痺

Take-home messages

1. 患者に異常所見を認めたら、バイタルサインも含めて慎重にレッドフラッグ🏴を活用して経過観察を行う。意識レベルもバイタルサインの項目に含まれる。
2. 主訴〈頭痛〉で見逃してはいけない疾患は、大動脈解離、脳出血（くも膜下出血を含む）である。

レッドフラッグ🏴：初発、突然発症（秒単位なら血管性病変と考える）、麻痺・しびれ、安静時持続、増悪、嘔吐など。激痛、増悪、意識障害、麻痺、嘔吐のいずれかが一つでもあれば直ちに救急搬送、もしくは頭部 CT を施行する。

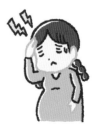

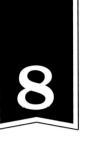

8 抗てんかん薬内服を拒否したてんかん患者。産褥1日目に心肺停止

症例

　30代、初産婦。小児期よりてんかんのため抗てんかん薬が投与されており、てんかん発作で入院することもしばしばあった。数年前より、挙児希望を理由に抗てんかん薬内服を拒否し、無投薬で経過観察していた。妊娠成立後、産科医ならび神経内科医より、内服の必要性について説明が行われたが、本人の同意が得られず妊娠中も無投薬であった。妊娠中のてんかん発作はなく、妊娠38週に自然経腟分娩した。分娩経過に異常はなく、通常の産褥管理がなされた。産褥1日目、病棟内歩行をしている姿が確認されていたが、その1時間後に病室へ看護師が訪室すると、ベッド脇の床にうつぶせの状態で倒れており、心肺停止状態であった。

Q1　まず何をするか?

　すぐに心肺蘇生が行われたが、心拍は再開せず死亡した。原因精査のため、CT、心エコーが施行されたが、脳出血などの脳血管障害、肺血栓塞栓症などの心血管疾患は否定された。

[「母体安全への提言 2014」提言5事例6より][11]

診断：てんかん発作

　2013〜2014 年の統計によると、てんかん発作による妊産婦死亡は 2 名である[11]。本症例は産褥 1 日目に心肺停止で発見された、無投薬のてんかん合併妊娠である。突然の心肺停止の原因であることが多い脳血管・心血管障害は除外されており、てんかん発作に関連した心停止（誤嚥や転倒時のベッド柵での咽頭圧迫による窒息など）と推測された。てんかん発作の予測は困難であることから、入院中も家族同伴または 24 時間持続モニター（心電図、SpO_2）装着を考慮すれば目撃のない心肺停止は避けられた可能性がある[11]。

> **母体安全への提言** 提言 5「てんかん合併妊娠は、突然死があるので、入院中はモニターの装着を考慮する」（2014 年）
>
> 　SUDEP（Sudden unexpected death in epilepsy）は一見健康そうなてんかん患者に起こった突然死を指し、死因を特定できない場合に用いられる。近年、SUDEP は大きな注目を集めており、てんかんの重症度にもよるが、てんかん患者全体における SUDEP の発生率は、一般人口における突然死の約 20 倍以上であると報告されている[11]。

A1 心肺停止であれば、まず BLS を開始し、救急要請する。医師到着後、アドレナリンなどを用いた二次救命処置へ移行する。

Take-home messages

　てんかん合併妊娠の突然死は一般の突然死の約 20 倍である。リスクが高いことを患者・家族に認識を共有してもらい、最善の対策をとるようにする。

鎮痛効果不良の無痛分娩。3回のアナペイン追加投与後、痙攣発作

主訴〈痙攣〉

症例

　20代、経産婦。既往歴に特記すべきことはない。無痛分娩希望で妊娠39週に有床診療所に入院した。入院当日に硬膜外カテーテルを留置してから頸管拡張を行った。その後、陣痛が発来したため、院内のマニュアルに従って助産師が硬膜外自己調節鎮痛（PCEA）を開始した。開始後1時間経過しても十分な鎮痛が得られなかったため産科医に報告し、その指示に従って助産師が0.2%アナペイン[®]10mLを硬膜外カテーテルから投与した。投与から30分経過しても鎮痛効果不良であったために再度報告し、産科医の指示で助産師が0.2%アナペイン[®]10mLを再度追加投与した。

Q1 この時点で何を考えるか？

　さらに60分後にも産科医の指示で助産師が0.2%アナペイン[®]10mLを追加投与したところ、産婦は痙攣発作を起こした。当直医が訪室し、セルシン[®]10mgを静脈内投与した。痙攣は治まったが、産婦が呼吸抑制による低酸素血症に陥り、さらに胎児徐脈を認めたため、緊急帝王切開術施行を決定した。

Q2 この時点で何を考えるか？

手術室で全身麻酔を導入後、気管挿管は困難で、母体はショック状態となったが、手術を続行して児を娩出した。その後、母体は心肺停止に至り、蘇生に反応せず死亡確認となった。

[「母体安全への提言 2016」提言 2 事例 2 より] [12]

診断：局所麻酔薬中毒

　有床診療所での無痛分娩中に、局所麻酔薬中毒による痙攣発作を起こした症例である。緊急帝王切開術を決定したが、全身麻酔管理が困難で死亡した。麻酔による局所麻酔薬中毒や全脊髄くも膜下麻酔は生命に関わる合併症であり、硬膜外麻酔による無痛分娩を担当する医師は呼吸管理や循環管理などを含めた蘇生技術にも習熟しておく必要がある [12]。

母体安全への提言

提言 2「無痛分娩を提供する施設では、器械分娩や分娩時異常出血、麻酔合併症などに適切に対応できる体制を整える」（2016 年）

A1 硬膜外カテーテルの迷入による鎮痛効果不良の可能性がないのかを考える。

A2 呼吸抑制はセルシン® 静注による副作用の可能性が高い。高濃度酸素投与下でバッグバルブマスク換気を速やかに開始すれば酸素化は確保できる可能性が高い。

Take-home messages

1. 痙攣時には、ジアゼパム（セルシン®）で痙攣を止める。ジアゼパムでは呼吸抑制が起こるため、枕元にバッグバルブマスクと酸素を用意してから静注する。頭部後屈下顎挙上で用手換気を行えば、酸素化は確保できる。用手換気を数分程度実施すれば、たいていは自発呼吸が出現し、自発呼吸でも酸素化は保たれるようになる。

※ J-MELS ベーシックコースでは、バッグバルブマスクを用いた換気の適応と実技についてトレーニングを受けることができる [13]。

J-MELSベーシックコース受講後の体験談

症例：高位麻酔による呼吸困難

　対応した産科の医師（J-MELS インストラクター）に心のつぶやきを寄せていただきました。
①スタッフからの「サチュレーション下がってます」のコールに対し
　→「はっ？　ちゃんとモニターつけないかんよ！」
②患者さんの顔をみて　→「はっ?! まじか……こりゃあかん……死ぬで」
③手術の手をおろして　→「死なすわけにはいかん」
④「絶対、助けたるで〜」
⑤換気して、サチュレーションが改善して　→「おっ、いい感じやん」
⑥換気継続　→「手、つかれてきた〜。でも自分しかおらんしな……」
⑦「はよ、自発呼吸こんかな……」
⑧自発呼吸が出てきて　→「よっしゃ、しのいだ」
必死だったのではっきりわかりませんが、20〜30 分くらい換気したと思います。

【感想】

　バッグバルブマスクを指導していると、実際かなり役に立ちます。やはり一番の勉強は自分が教えることだと感じました。ちなみに準備されていたマスクはフィッティングがかなり悪く (軟らかい、小さい)、スタッフに「もっとしっかりしているマスクを購入した方がいいよ」と伝えました。

9

主訴〈痙攣〉

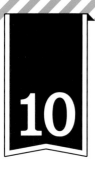

10 激しい腹痛により
早剥が疑われた分娩後、
血圧低下と出血持続

主訴〈腹痛〉

症例

　30代、経産婦。既往歴、妊婦健診経過に異常を認めなかった。妊娠40週、陣痛が発来し入院となった。子宮口開大8cmで破水後（血性羊水）、激しい腹痛を訴え、胎児心拍数も60〜80bpmに下降した。速やかに子宮口全開大となり、分娩室へ移動し、会陰切開、クリステル圧出法併用の吸引分娩で分娩となった。児の出生体重は3,400g、Apgarスコアは6/9であった。胎児機能不全の原因は臍帯巻絡、発症後早期の胎盤早期剥離と判断した。

Q1　レッドフラッグ🚩は何か？
Q2　次にすべきことは何か？

　子宮収縮は不良であり、5%ブドウ糖液500mLとアトニン®10単位の点滴を開始した。分娩30分後、出血量は500g、同量の輸液を追加した。分娩1時間後、血圧88/50mmHg、SpO₂ 99%、出血は持続していた。超音波検査では明らかな異常は認めなかったが、腟鏡診では非凝固性の出血を認め、播種性血管内凝固（DIC）と診断した（出血量合計1,500g）。

遅くても、ここで救急要請！
血圧低下とDICの判断を下している。脈拍数もモニターが必要！

　　意識清明で呼吸苦がないことから羊水塞栓症は否定した。子宮動脈塞栓術を考慮し、高次病院の産婦人科当直医に連絡した。出血量が<u>分娩2時間後</u>で3,000gとなったため、輸血が必要だと判断して救急搬送を要請した。この頃からいびきをかくようになり、大きな声で呼ぶとかろうじて開眼するのみとなった。救急車内で心肺停止となり心肺蘇生を開始、その後、転送先で大量輸血を含めた集学的治療が行われたが反応せず、吐血も認め、死亡確認となった。

[｢母体安全への提言 2018｣ 提言1事例4より][10]

診断：常位胎盤早期剥離、DIC による出血性ショック

　　2010〜2019年の統計によると、常位胎盤早期剥離による妊産婦死亡は8名である[8]。常位胎盤早期剥離後の子宮収縮不良、DICによる出血性ショックで死亡した症例である。分娩直後は意識清明であったが徐々にレベルが低下し、意識消失となった。

 提言1 ｢妊産婦の意識障害を早期に認識し、全身容態の悪化に対応できるようにする｣（2018年）

A1　血性羊水、突然発症、激しい腹痛、胎児機能不全

A2　高次施設へ救急搬送する。

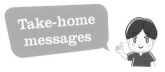

1. 血性羊水、突然発症、激しい腹痛、胎児機能不全は胎盤早期剥離のレッドフラッグである。不正性器出血は早剥の 78％ が呈する最も頻度の高い症状である。剥離した胎盤と子宮壁との間に血液が溜まり外出血を呈さない潜状出血もあるので、注意が必要である [14]。

2. 胎盤早期剥離を考慮したとき、またはショックの徴候があれば高次施設へ転送する。原因検索に時間を無駄に使わないことが大切である（頻脈、頻呼吸、冷汗、血圧低下、意識障害の出現に注目する）。

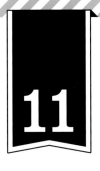

帝切後4日目に背部痛。発症10時間後、呼吸困難を訴え意識消失

主訴〈背部痛〉

症例

　30代、初産婦。妊娠37週に低置胎盤のため帝王切開術を施行した。手術と術後経過は順調であったが、術後4日目の夜間に背部痛を訴えたため、カロナール®2錠を内服した。

> **Q1**　レッドフラッグ🚩は何か？
> **Q2**　ほかに確認すべきレッドフラッグ🚩は？

　背部痛発症2時間後でも痛みは持続した。血圧は132/84mmHgであった。発症4時間後には背部痛がさらに増強し、ペンタジン®を投与された。

> **Q3**　その後出現したレッドフラッグ🚩は何か？

 救急搬送の必要はあるか？

発症6時間後、当直医が診察し、消化器症状と診断してガスター®を処方した。しかし、症状が軽快しないため整形外科疾患を疑い往診を依頼した。発症9時間後、整形外科医の指示で胸部エックス線を撮影するが、異常なしと診断され、湿布貼付が指示された。

　発症10時間後、突然「息苦しい」と胸を押さえ、顔面蒼白、意識消失（JCS 300）。救急コールで院内の医師が集合し、挿管、心臓マッサージによる蘇生が開始された。胸部エックス線で胸腔内出血が疑われ、右側に胸腔ドレーンを挿入した。心臓・大血管の破裂が疑われ、循環器科のある病院への搬送が決定。この間、蘇生に反応しなかった。搬送先でCT撮影が行われ、大動脈弓下行部での破裂が疑われた。発症13時間後に蘇生を中止し、死亡確認となった。

［「母体安全への提言 2011」提言1症例2より）[15]

診断：解離性大動脈瘤破裂

　2010〜2019年の統計によると、大動脈解離による妊産婦死亡は17名である[8]。この年齢の女性では解離性大動脈瘤破裂は稀であるため、本症例では鑑別疾患として挙がらなかった。突然発症の背部痛では常に大動脈解離を鑑別に挙げる。

母体安全への提言　提言1「内科、外科などの他診療科と患者情報を共有し妊産婦診療に役立てる」（2011年）

　症状に対して、まずはより重篤な状態になる可能性のある疾患から専門医と共に診察していくことが必要である。初期症状としてはよく見られる症候のみで、増悪するまで気づかれないこともある。咳、動悸、息切れ、頭痛、腰痛、背部痛などのよく見られる症状であっても、通常の対応で軽快しない場合、躊躇なく総合的に診療できる施設に紹介し、以後の妊娠・分娩管理をどこで行うかを含めた他科領域疾患の管理、治療が行われることが望まれる[15]。

A1　背部痛（主訴）、突然発症
突然発症は秒・分単位だったかを確認する。

A2　初発、増悪、胸痛、呼吸困難

A3　安静時持続、背部痛の増悪
安静で持続、短時間で増悪する背部痛は整形外科の疾患
ではない。

**Take-home
messages**

1. 主訴〈背部痛〉で見逃してはいけない疾患は大動脈解離と急性冠症候群である。**レッドフラッグ**🏳は、**初発**、**突然発症**（秒分単位）、**安静時持続**で血管性病変を拾い上げる。また**呼吸困難**、**冷汗**、**胸痛**、**増悪**があれば、迷わず高次施設へ転送する。安静で持続かつ、短時間で増悪する背部痛は整形外科の疾患ではない。また、体動で増悪しない背部痛であれば、整形外科の疾患の可能性は下がる。
2. 通常の対応で症状が軽快しない場合は、躊躇なく総合的に診療できる施設に転送する。

11

主訴〈背部痛〉

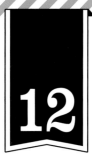

12 発熱と咽頭痛により受診。子宮内胎児死亡後、ショックバイタル

主訴〈咽頭痛〉

症例

　30代、経産婦。妊娠30週に軽度の咽頭痛を自覚し、40度の発熱と咽頭痛を主訴に近医内科を受診した。感冒と診断され、解熱鎮痛薬を処方された。翌日、下腹痛と性器出血を自覚し、かかりつけの産科診療所を受診した。体温38.7℃、脈拍140/分、切迫早産、子宮内感染（WBC 16,000/μL、CRP 6mg/dL）と診断し、子宮収縮抑制薬の投与を開始した。高次施設への搬送準備を行っていたが、子宮内胎児死亡から死産へ至った。搬送を取り止め、同診療所において産褥管理の方針とした。

Q1　レッドフラッグ🚩は何か？

Q2　この後どうしたらよいか？

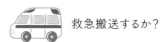

救急搬送するか？

　　産後2時間を経過した時点で40℃の発熱と子宮出血が持続（2,000mL）したため、高次施設への搬送の方針とした。

　　産後3時間で搬送先の総合病院に到着した。体温39℃、血圧90/45mmHg、脈拍140/分、呼吸数30回/分とショックバイタルであったため、全身管理医の支援を要請した。集学的治療を行ったが、敗血症性ショック、播種性血管内凝固（DIC）による多臓器不全のため死亡確認となった。

　　初回発熱後26時間、産科診療所受診から14時間での経過であった。血液、腟分泌物培養からA群溶連菌が検出された。病理解剖では、子宮の血管内に連鎖球菌の菌塊が認められた。

[「母体安全への提言2017」提言2事例1および「母体安全への提言2018」

提言5事例18より][16, 17]

診断：劇症型A群溶連菌感染症

　　2010〜2016年の統計によると、劇症型A群溶連菌感染症による妊産婦死亡は13名である）[16]。これは、敗血症に伴うDICから多臓器不全に至り、死亡した症例である。集学的治療が行われたが、それ以上に病勢が強く、救命困難であった症例であると考えられた。

　　劇症型A群溶連菌感染症が症候化した後の経過では、極めて急速に全身状態が悪化し、救命が困難な症例がほとんどである（24時間以内の死亡が7例（53.8%）。そのため、劇症型A群溶連菌感染症による妊産婦死亡を減らすための方策は、症候化する前に求めざるを得ない[16]。

　　図2に示すとおり、劇症型A群溶連菌感染症による妊産婦死亡は毎年報告されている。

12

主訴〈咽頭痛〉

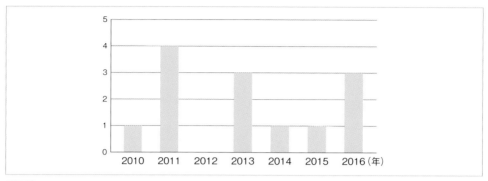

図2 劇症型 A 群溶連菌感染症による妊産婦死亡報告数の推移（「母体安全への提言 2017」より）

2010〜2016 年の調査期間では妊産婦死亡 13 例、同期間の全妊産婦死亡の 4.9% を占めた。事例の大半は冬と春に発生し、初期の症状は感冒やインフルエンザと類似しており、いずれの事例も初期症状では溶連菌感染症を疑われず、対症療法のみなされていた。

 提言 2「劇症型 A 群溶連菌感染症の早期発見・医療介入をする」（2017 年）

・Centor criteria を参考に溶連菌感染症（咽頭炎）の早期発見に努める。
・**qSOFA** で重症化のリスク評価を行い、早期に高次医療機関への搬送、専門家チームへのコンサルトを行う。
・子宮内感染症を疑い、子宮内胎児死亡を合併している症例は劇症型 A 群溶連菌感染症の可能性を考慮して対応に移行する。

母体安全への提言 提言 5「Centor criteria に妊婦を＋1 点として追加する」（2018 年）

　滲出性扁桃炎、圧痛を伴う前頸部リンパ節腫脹は産婦人科医にとって診断が容易な項目でない。また、妊娠が劇症型 A 群溶連菌感染症のリスク因子であることが証明されているわけではないが、感染症による妊産婦死亡のほとんどが A 群溶連菌感染症であることから、妊婦を Centor criteria の 1 項目として追加することを提言する。

　Centor criteria は咽頭痛を訴えている患者の細菌感染の可能性を特定するために使用される基準である（ 表2 、 表3 ）。

　これらのスコアリングに加え、妊産婦において**持続する下腹部痛、不正性器出血、子宮内胎児死亡**の所見がある場合は劇症型 A 群溶連菌感染症へ移行するリスクが高いと考え、早期に抗菌薬投与を開始し、母体集中治療が可能な高次施設への早期転院搬送を検討すべきである。

A1　咽頭痛、下腹部痛、不正性器出血、子宮内胎児死亡

A2　早期の転院搬送を行う。

表2　Centor criteria（「母体安全への提言 2017」より）

C	Cough absent	咳がないこと
E	Exudate	滲出性扁桃炎
N	Nodes	圧痛を伴う前頸部リンパ節腫脹
T	Temperature	38℃以上の発熱
OR	young OR old modifier	15 歳未満は＋１点、45 歳以上は－１点

上記項目をそれぞれ 1 点としてカウントする。
0〜1 点：溶連菌感染症の可能性は低い（10%未満）→抗菌薬は処方しない。
2〜3 点：溶連菌迅速抗原検査を行って判断する（2 点：15%、3 点：32%）。
4〜5 点：40%以上の可能性があるので、速やかな抗菌薬の投与を考慮する。

表3　qSOFA 基準

- 意識変容
- 呼吸数≧ 22 回 / 分
- 収縮期血圧≦ 100mmHg

感染症（または感染症疑い）で上記の 2 項目以上が存在するときは、積極的に敗血症を疑い、臓器障害に関する検査・早期治療の開始・集中治療への紹介などを速やかに考慮する。
注：qSOFA（quick SOFA：クイックソーファ）

12

主訴〈咽頭痛〉

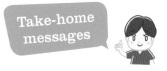

1. 主訴〈咽頭痛〉では、A群連鎖球菌感染症を常に念頭に置いて診察を行う。Centor criteria では、妊婦を＋1点として計算する。

2. 妊婦の主訴〈咽頭痛〉では、持続する下腹部痛、不正性器出血、子宮内胎児死亡はレッドフラッグ🚩の中でも特に重要である。

【患者教育へのレッドフラッグの活用例】

　咽頭痛を訴える妊婦には、「持続する下腹部痛や性器出血、胎動の低下のうち、いずれかを認めたら速やかに受診するように」と、教育にレッドフラッグ🚩を使うことができる。

13 吸引とクリステレル胎児圧出法にて分娩。胎盤娩出後に出血が持続

主訴〈血圧低下〉

症例

　20代、初産婦。妊娠40週に陣痛が発来し、吸引とクリステレル胎児圧出法によって分娩した。胎盤娩出後に子宮からの出血が多く、弛緩出血と診断し、オキシトシンが投与された。ここまでの出血量は800gであった。血圧は50〜60/20〜30mmHgと外出血の割に低値であった。出血が持続したため、別ルートを確保し、サリンヘス®投与を開始した。

Q1　この状態は何か？
Q2　ほかにすべきことは？

救急要請！
持続出血と低血圧。
脈拍数の記載がないがSI＞1と推定される。

　別の医師が分娩3時間後にクスコ診を施行したところ、赤色のソフトボール様の筋腫のような腫瘤を認めた。これを内反した子宮底部と判断し、子宮内反症と診断された。人員を集め、全身麻酔下に用手的に整復を試みた。整復されたものの子宮収縮は不良であり、ここまでの出血量は3,000gであった。播種性血管内凝固（DIC）に陥り、引き続き大量の出血が持続していた。その後、輸血が開始されるが、心停止に至った。蘇生が行われたがDICは改善せず、高次施設へ搬送後に死亡が確認された。

[「母体安全への提言2011」提言3 症例4より][18]

診断：子宮内反症

　2010～2019 年の統計によると、子宮内反症による妊産婦死亡は 4 名である[8]。これは診断が遅れた症例である。整復後までの出血量を過小評価しており、輸液・輸血が十分でなかった可能性が指摘された。また胎盤娩出時に不用意に臍帯を牽引したことが子宮内反症を引き起こす一因となった可能性がある。

母体安全への提言　提言 3「子宮内反症の診断・治療に習熟する」（2011 年）

　年間、子宮内反症による母体死亡が 1～2 例発生しており、診断の遅れが指摘されている。

問題点 1：診断の遅れ

　「通常より大きな胎盤が娩出」「胎盤娩出後にもう一つ胎盤が出てきた」「胎盤娩出後に筋腫分娩」など、経験がないとすぐに内反症の診断ができない。

問題点 2：輸液・輸血の遅れ

　分娩時の出血は、羊水が含まれていたり周辺に分散していたりすることが多く、実際の出血より少なく見積もられることが多い。また内反症は神経源性ショックも伴うため、従来のショックインデックスが重症度の判定に用いにくいこともあるため、より早い段階での輸液・輸血療法が必要である。特に、整復後のバイタルサインに要注意である。

問題点 3：再内反が起こる。

　この対策として、①完全に整復されたことを超音波で確認する、②完全な整復が確認されたら十分な子宮収縮薬を投与する、などが重要である。また、不十分な整復に子宮収縮薬を投与すると再度内反を起こす可能性がある。

A1 血圧低下と出血持続を認める。第一に出血性ショックを考える。

A2 SI を評価する。
- 2 ルートから細胞外液を全開で点滴し、救急搬送する。
- 高濃度酸素投与を開始する。
- 救急搬送まで時間があればエコーで原因検索を行う。まず搬送を最優先にすることが大切である。

Take-home
messages

- ショックの鑑別は SHOCK で行う（**表3**）

表3 SHOCK

S	Skin	皮膚湿潤
H	HR	頻脈、徐脈
O	Outer bleeding	外出血　産科は内出血も評価する！
	Orientation	意識障害
C	CRT*	末梢血管再充満時間
K	Ketsuatu	血圧低下

＊ capillary refilling time（毛細血管再充満時間）：爪床を 5 秒間圧迫して解除し、2 秒以内に赤みが回復すれば正常。延長なら末梢循環障害ありと判断する（**図3**）。

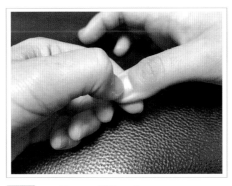

図3 capillary refilling time

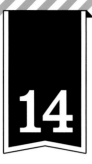

14 子宮収縮不良で出血過多。
分娩1時間後、
サラサラの血液が流出

主訴〈血圧低下〉

症例

30代、初産婦。産科クリニックで妊婦健診を受けており、特に異常は指摘されていなかった。予定日超過のため分娩誘発目的で入した院。オキシトシン点滴を施行し、3,000gの児を分娩した。10分後に胎盤用手剝離を施行した。子宮収縮不良で出血が多く、子宮底輪状マッサージ、補液、エルゴメトリン投与を実施した。ここまでの出血量は1,500mLであった。

Q1 この時点での問題点は？

Q2 鑑別疾患は？

Q3 今後の方針は？

分娩1時間後、サラサラの血液が流出した。血圧は70/40mmHg、脈拍95/分であった（SI：1.4）。

Q4 この時点ですることは？

 出血持続、SIは1.4で救急搬送！

　　分娩 1 時間 30 分後、意識はやや混濁していた。血圧 60/30mmHg、脈拍 96/ 分（SI 1.6）。Hb 3.9g/dL、Plt 11.2 万のため、膠質液を全開で投与しつつ、輸血を発注した。分娩 2 時間 30 分後に血圧 50/30mmHg、脈拍 135/ 分（SI 2.7）の状態で輸血を開始した。その 30 分後に意識混濁となった。さらに 1 時間後の血圧は 50/20mmHg、脈拍 70/ 分（SI 1.4）であり、30 分後に母体搬送を決定した。搬送中の救急車内で心停止を起こし、その後に死亡確認となった。

［「母体安全への提言 2016」提言 1 事例より）[19]

診断：弛緩出血、大量出血に伴うショック

　　2010 ～ 2019 年の統計によると、弛緩出血による妊産婦死亡は 7 名である[8]。本症例における産後過多出血の原因は、弛緩出血（子宮収縮が不良であった）の可能性が高い。子宮破裂（腹痛や腰痛の訴えがある）、癒着胎盤（胎盤用手剝離している）、子宮型（DIC 先行型）羊水塞栓症などの可能性も否定できない。

　　本症例ではショックインデックスの変化、バイタルサインの変化などから搬送を決定する機会は何度もあった。初期の変化を確実に把握し、必要な処置を行えるように母体救命に関する研修を受け、このような症例で行動できるようになることを目指したい。

母体安全への提言　提言 1 「母体救命の教育プログラムに参加して、妊産婦の急変に対応できるように準備する」（2016 年）

　　産後過多出血は妊産婦死亡の原因として最多である。本症例ではショックインデックスの変化、バイタルサインの変化などから搬送を決定するチャンスは多く存在した。初期の変化を確実に把握し、必要な処置を行えるように母体救命に関する教育研修を受けておくことで、このような事例に備えることが重要である。

14

主訴〈血圧低下〉

A1 胎盤用手剥離後、子宮収縮不良、出血量が 1,500mL と多い。

A2 まずは弛緩出血が想定される。

A3 処置（子宮底輪状マッサージ、エルゴメトリン投与）の結果、どう改善するかを、頻回のバイタルサインのモニタリング（持続モニター）とともに慎重に経過観察する。

A4 もっと頻回のバイタルサインフォローが必要であった。少なくともこの時点で高次医療施設への搬送が必要である。サラサラの血液は凝固障害を示唆する。

Take-home messages

1. ショックの場合、クリニックレベルで原因検索や輸血に時間を要してはいけない。速やかな高次医療施設への搬送が必要である。

2. J-MELS ベーシックコースを受講すれば、急変の感知のコツとその際の対応についての基本を学ぶことができる。全職種のスタッフで急変対応の知識と動きを共有することが望まれる。

15 管理入院中、HELLP 症候群の診断で緊急帝切。意識消失と痙攣が出現

主訴〈血圧上昇〉〈心窩部痛〉

症例

　20代、初産婦。妊娠初期より定期的に妊婦健診を受けていた。妊娠34週の検診で血圧140/85mmHg、尿タンパク（＋）であった。妊娠36週に血圧165/105mmHg、尿タンパク（3＋）となり管理入院となった。硫酸マグネシウムの点滴とメチルドパの内服を開始したが、血圧は180/100mmHg台を推移した。

Q1 この時点での問題点は？

 降圧コントロール不良、血圧さらなる上昇なら救急搬送を選択してよい。

同日夜に心窩部痛の訴えがあった。

Q2 確認すべきレッドフラッグ🚩は？

心窩部痛を訴えた際の血液検査で、血小板は 8 万 / μL、AST 280IU/L、ALT 210IU/L、LDH 640IU/L であった。HELLP 症候群と診断され、緊急帝王切開術で 2,150g の女児を分娩した。術後も硫酸マグネシウムの点滴静注を継続したが、血圧は 180/100mmHg を推移した。帝王切開の 4 時間後に突然の意識消失と痙攣が出現。頭部 CT で右脳室内出血を認め、脳外科医師により緊急開頭血腫除去術と脳室ドレナージを施行されたが、術後 11 日に死亡確認となった。

[「母体安全への提言 2014」提言 2 事例 2 より] [20]

診断：妊娠高血圧症候群に合併した HELLP 症候群、脳出血

　妊娠高血圧症候群と診断され入院加療したが、HELLP 症候群を発症し、産褥期に脳出血を合併して死亡した症例である。術後に十分な降圧が必要なこと、および HELLP 症候群における脳出血の合併が多いことを再認識させられる。

母体安全への提言

提言 2「HELLP 症候群の管理では母体の重篤な合併症を念頭に置き、積極的管理（硫酸マグネシウム投与、降圧療法、ステロイド投与）を行う」（2014 年）

　日本では妊娠中は血圧 140〜160/90〜110mmHg 未満、分娩後は 140/90mmHg 未満が推奨されている。妊娠高血圧症候群には HELLP 症候群の合併が多い。死亡に至った原因として最も多いのは脳出血、次いで羊水塞栓症（古典的・心肺虚脱型）である。

A1 妊娠高血圧症候群、尿タンパク陽性
血圧コントロール不良なら救急搬送も考慮すべきである。

A2 突然発症、安静時持続、冷汗、胸痛、背部痛、頭痛、頸部痛も速やかに確認する（詳細は第 1 章⑥を参照）。

Take-home messages

　妊娠高血圧症候群には、HELLP症候群の合併が多く、症状として心窩部痛を訴えることがある。主訴〈心窩部痛〉を聴取した際には、主訴〈胸痛〉と主訴〈腹痛〉の可能性もあるため、どちらの疾患群も網羅するようレッドフラッグ🏴を速やかに確認することが大切である。

「母体安全への提言」一覧

（妊産婦死亡症例検討評価委員会／日本産婦人科医会）

2018年度の提言

1. 妊産婦の意識障害を早期に認識し、全身状態の悪化に対応できるようにする。

2. 致死的心血管合併症のリスクと好発時期を知り、予防や早期診断を心がける。

   1) 合併症リスクを知る上で、家族歴や既往歴の聴き取りは重要である。

   2) 息切れ・動悸・浮腫は、正常妊産婦が訴える症状であると同時に、心血管合併症の症状でもあることに留意する。

   3) 心血管合併症の好発時期を知る。

3. 妊産婦死亡の稀な原因である合併症に対する診断・管理方法を学ぶ。

4. 1) 希死念慮の有無を確認することは、自殺予防の第一歩である。

   2) 精神科治療歴のある妊産婦や精神症状を認める妊産婦は、精神科医療につなげた後も経過を見守り、積極的な関わりをつづける。

5. Centor criteriaに妊婦を＋1点として追加する。

6. J-CIEMELSなどが主催する母体急変時の対応の講習会を受講し、母体急変時の対応に習熟する。

2017年度の提言

1. 母体急変の前兆としての呼吸数の変化を見逃さない。

2. 劇症型A群溶連菌感染症の早期発見・医療介入をする。

   ・Centor criteriaを参考に溶連菌感染症（咽頭炎）の早期発見に努める。

   ・qSOFAで重症化のリスク評価を行い、早期に高次医療機関への搬送、専門家チームへのコンサルトを行う。

   ・子宮内感染症を疑い、子宮内胎児死亡を合併している症例は劇症型A群溶連菌感染症の可能性を考慮した対応に移行する。

3. 早剝と癒着胎盤が原因の妊産婦死亡ゼロを目指す。

   ・胎児死亡を合併した早剝は高次施設での集学的治療を考慮する。

   ・癒着胎盤では集学的管理下でより慎重な治療を行う。

4. 妊娠高血圧症候群（HDP；Hypertension disorder of pregnancy）における脳卒中

の発症を未然に防ぐ。

- 妊娠高血圧腎症では入院管理を原則とする。
- HDPの分娩中、収縮期血圧が160mmHg以上はニカルジピン等の持続静注により、積極的に降圧をはかる。
- Postpartum（特に産後24時間）には正常血圧を目標とした、厳重な血圧管理を行う。

5 Ai（Autopsy imaging）と解剖の各々の限界を熟知した上で、原因究明のために病理解剖を施行する。

2016年度の提言

1 母体救命の教育プログラムに参加して、妊産婦の急変に対応できるように準備する。

2 無痛分娩を提供する施設では、器械分娩や分娩時異常出血、麻酔合併症などに適切に対応できる体制を整える。

3 ・不妊治療開始時には、問診による合併症の有無の聴取に努める。

　・重症な合併を有する女性に不妊治療を実施する場合は、合併症に対する妊娠前相談を実施し開始する。

4 もう一度、「妊産婦死亡が起こった場合は、日本産婦人科医会への届け出とともに病理解剖を施行する」を提言する。

5 ・メンタルヘルスに配慮した妊産褥婦健診を行い、特に妊娠初期と産後数か月後を経た時期には、妊産婦が必要な精神科的治療を継続できるよう支援を徹底する。

　・産褥精神病のリスクのある産褥婦は、自殺可能な場所や危険物から遠ざけ、家族や地域の保健師に十分な注意喚起を行う。

　・周産期の病態に精通する精神科医を育成し、日頃からよく連携しておく。

2015年度の提言

1 バイタルサインに注意し、産科危機的出血を未然に防ぐ〜Shock indexのみに頼らない〜。

2 妊産婦の特殊性を考慮した、心肺蘇生に習熟する（母体安全への提言 2010のバージョンアップ）。

3 産後の過多出血では、フィブリノゲンの迅速な測定が有用である。

4 麻酔管理／救命処置を行った際は、患者のバイタルサイン／治療内容を記載する。

5 心血管系合併症の特徴を理解し早期対処を心がける。

6 妊産婦の危機的状態時の搬送基準を決め、適切な処置が可能な高次医療機関への救急搬送を行う。

1　帝王切開術後の静脈血栓塞栓症予防のため術後1日目までには離床を促す。

2　HELLP症候群の管理では母体の重篤な合併症を念頭におき、積極的管理（硫酸マグネシウム投与、降圧療法、ステロイド投与）を行う。

3　癒着胎盤のマネージメントに習熟する。

　　〜産婦人科医への提言〜　癒着胎盤の管理を事前確認しておく。

　　〜麻酔科医への提言〜

　　・帝王切開歴のある前置胎盤事例では、癒着胎盤の可能性がないかを確認する。

　　・癒着胎盤が疑われる事例では、多量出血に十分備えた麻酔管理を行う。

4　〜救急医との連携〜

　　母体救命事例への適切な対応のために、救急医との連携について平時よりシミュレーションを行う。

5　てんかん合併妊娠は、突然死があるので、入院中はモニターの装着を考慮する。

6　長引く咳嗽では結核を疑って精査する。

7　精神疾患合併妊娠では十分な情報収集を行い、妊娠中だけでなく産褥期にも精神科と連携をとり診療をおこなう。

8　妊産婦死亡が起こった場合には、日本産婦人科医会への届け出とともに病理解剖を施行する。

1　産後の過多出血（postpartum hemorrhage: PPH）における初期治療に習熟する（充分な輸液とバルーンタンポナーデ試験）。

2　産科危機的出血時において自施設で可能な、外科的止血法と血管内治療法について十分に習熟しておく。

3　感染性流産は劇症型A群溶連菌感染症の可能性を念頭におく。発熱、上気道炎および筋肉痛などの症状はその初発症状であることがある。

4　周産期医療に麻酔科医が積極的に関われるような環境を整備する。

5　産科危機的出血が起こった場合には、摘出子宮および胎盤の検索を必ず行う。

2012年度の提言

1 産科危機的出血時および発症が疑われる場合の搬送時には、適切な情報の伝達を行いスムースな初期治療の開始に努める。

2 産科危機的出血時のFFP 投与の重要性を認識し、早期開始に努める。

3 産科危機的出血などの重症例への対応には、救急医との連携を密にして活用しうる医療資源を最大限に活用する。

4 心血管系合併症の診断・治療に習熟する。

5 妊産婦死亡が起こった場合は日本産婦人科医会への届け出とともに病理解剖を施行する。

2011年度の提言

1 内科、外科などの他診療科と患者情報を共有し妊産婦診療に役立てる。

2 地域の実情を考慮した危機的産科出血への対応を、各地域別で立案し、日頃からシミュレーションを行う。

3 子宮内反症の診断・治療に習熟する。

4 羊水塞栓症に対する、初期治療に習熟する。

5 肺血栓塞栓症の診断・治療に習熟する。

2010年度の提言

1 バイタルサインの重要性を認識し、異常の早期発見に努める。

2 妊産婦の特殊性を考慮した、心肺蘇生法に習熟する。

3 産科出血の背景に、「羊水塞栓症」があることを念頭に入れ、血液検査と子宮病理検査を行う。

4 産科危機的出血への対応ガイドラインに沿い、適切な輸血法を行う。

5 脳出血の予防として妊娠高血圧症候群、HELLP 症候群の重要性を認識する。

6 妊産婦死亡が発生した場合、産科ガイドラインに沿った対応を行う。

表記は原文のままとした。

第2章 引用・参考文献

1) 橋井康二, 山畑佳篤. "母体急変への対応の実際". 母体急変時の初期対応 第3版. 日本母体救命システム普及協議会／京都産婦人科救急診療研究会. 大阪, メディカ出版, 2020, 136-9.

2) 妊産婦死亡症例検討評価委員会／日本産婦人科医会. "提言4". 母体安全への提言 2014. Vol. 5. 平成27年8月. 39-41.

3) 前掲書1. 140-6.

4) 妊産婦死亡症例検討評価委員会／日本産婦人科医会. "提言2". 母体安全への提言 2018. Vol. 9. 令和元年8月. 40-6.

5) 妊産婦死亡症例検討評価委員会／日本産婦人科医会. "提言4". 母体安全への提言 2011. Vol. 2. 平成24年7月. 25-31.

6) 妊産婦死亡症例検討評価委員会／日本産婦人科医会. "提言1". 母体安全への提言 2017. Vol. 8. 平成30年9月. 25-7.

7) 前掲書5. "提言5". 32-45.

8) "妊産婦死亡報告事業で事例収集と症例検討の状況について：2010〜2019年に報告され、事例検討を終了した390例の解析結果". 前掲書4. 8-28.

9) 前掲書6. "提言4". 44-51.

10) 前掲書4. "提言1". 33-9.

11) 前掲書2. "提言5". 42-4.

12) 妊産婦死亡症例検討評価委員会／日本産婦人科医会. "提言2". 母体安全への提言 2016. Vol. 7. 平成29年8月. 33-40.

13) 鈴木崇生. "母体急変時の初期対応：京都プロトコール". 前掲書1. 27.

14) 岩破一博. "常位胎盤早期剥離". 前掲書1. 40.

15) 前掲書5. "提言1". 10-2.

16) 前掲書6. "提言2". 28-32.

17) 前掲書4. "提言5". 55-6.

18) 前掲書5. "提言3". 21-4.

19) 前掲書12. "提言1". 23-32.

20) 前掲書2. "提言2". 23-9.

疾患索引

著者紹介

望月礼子 (もちづき　れいこ)

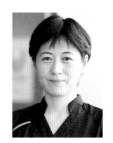

救急科専門医
鹿児島大学病院救命救急センター・奄美プロジェクト特任講師
日本母体救命システム普及協議会・インストラクター育成委員会
J-MELS インストラクター
ICLS ディレクター

千葉大学理学部生物学科卒、同大学院修了。住友製薬（株）総合研究所、筑波大学深水研究室出向で新規遺伝子のゲノムクローニングからノックアウトマウスの作製・解析まで研究の日々を過ごす。出向後は遺伝子チップ解析を担当。刺激により細胞が分単位で多数の遺伝子を活性化しているのを実感し、体内の変化は計り知れないと思った。
2002 年、大分大学医学部へ学士編入学。2007 年、自治医科大学附属病院での初期研修で臨床推論の奥深さに触れ、2009 年に救急医学講座入局。2015 年、彩の国東大宮メディカルセンター・救急科でレッドフラッグを活用した研修医教育を開始。救急隊向けの「レッドフラッグを活用した病院連絡ワークショップ」も立ち上げた。
2018 年より現職。鹿児島大学および鹿児島県立大島病院で「エマージェンシー臨床推論コース」を開催。今後の課題は、緊急度・重症度の評価で役立つ「レッドフラッグ」を医学生、研修医、看護師、助産師、救急隊、一般市民に広めること。

趣味：レッドフラッグ探し、屋久島、皇帝ペンギン

本書は、小社刊行の雑誌「ペリネイタルケア」38巻10号（2019年10月号）～39巻3号（2020年3月号）に連載されたものを大幅に加筆修正し、さらに新項目を加えて再構成したものです。

産科エマージェンシー臨床推論－母体急変を見抜く

2020年5月10日発行　第1版第1刷

著　者　望月　礼子

監　修　橋井　康二

発行者　長谷川　素美

発行所　株式会社メディカ出版
　　　　〒532-8588
　　　　大阪市淀川区宮原3-4-30
　　　　ニッセイ新大阪ビル16F
　　　　https://www.medica.co.jp/

編集担当　木村有希子

装　幀　市川　竜

本文イラスト　渡邊真介

組　版　株式会社明昌堂

印刷・製本　株式会社シナノ パブリッシング プレス

ISBN978-4-8404-7225-8　　　　　　　　　　　　　　　　Printed and bound in Japan

当社出版物に関する各種お問い合わせ先（受付時間：平日9：00～17：00）
●編集内容については、編集局 06-6398-5048
●ご注文・不良品（乱丁・落丁）については、お客様センター 0120-276-591
●付属のCD-ROM、DVD、ダウンロードの動作不具合などについては、デジタル助っ人サービス 0120-276-592